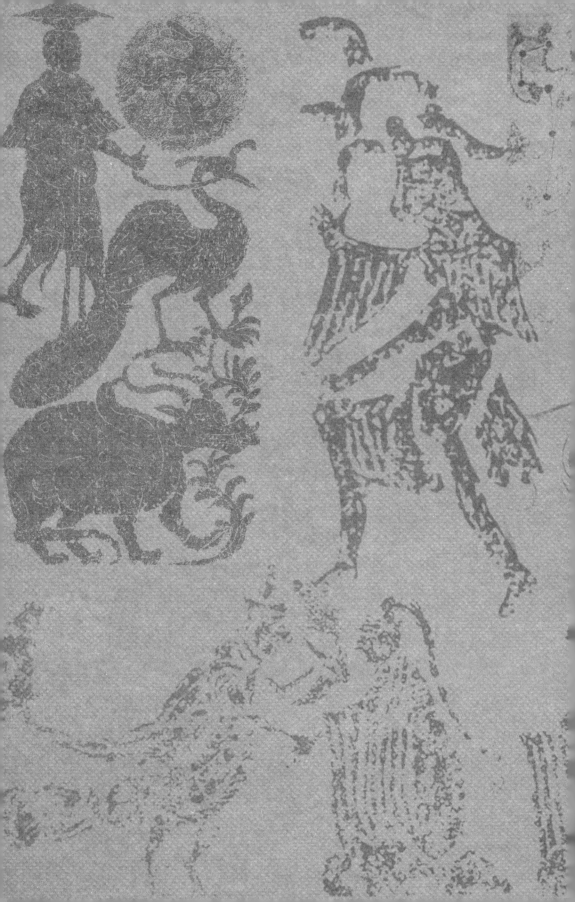

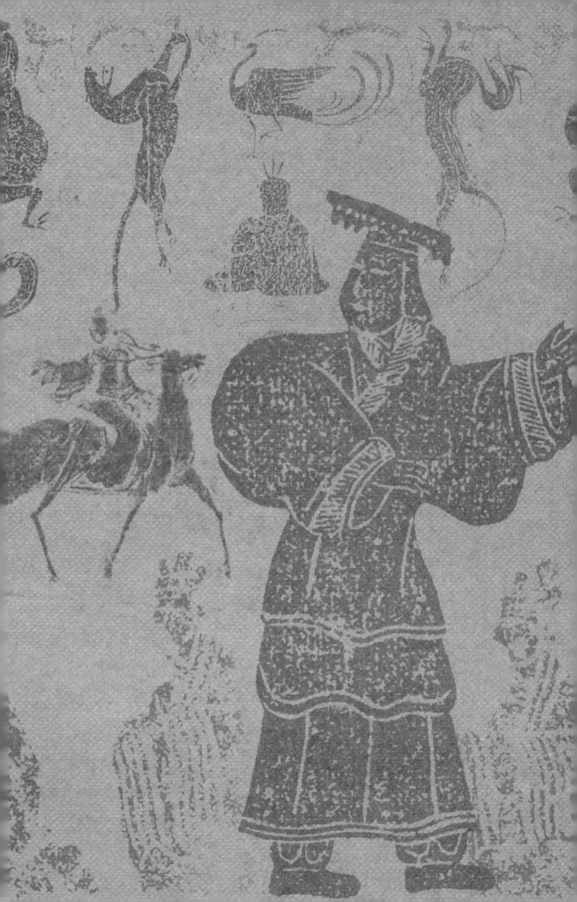

中国古医籍整理丛书

活 人 心 法

清·刘以仁 著

清·王文选 辑

王宏利 朱 辉 校注

中国中医药出版社
·北 京·

图书在版编目（CIP）数据

活人心法/（清）刘以仁著；（清）王文选辑；王宏利，朱辉校
注 . —北京：中国中医药出版社，2015. 12

（中国古医籍整理丛书）

ISBN 978 - 7 - 5132 - 2989 - 0

Ⅰ.①活⋯　Ⅱ.①刘⋯　②王⋯　③王⋯　④朱⋯

Ⅲ.①舌诊 - 中国 - 清代　Ⅳ.①R241. 25

中国版本图书馆 CIP 数据核字（2015）第 296671 号

中 国 中 医 药 出 版 社 出 版
北京市朝阳区北三环东路 28 号易亨大厦 16 层
邮政编码　100013
传真　010 64405750
三河市鑫金马印装有限公司印刷
各地新华书店经销

*

开本 710 × 1000　1/16　印张 17　字数 100 千字
2015 年 12 月第 1 版　2015 年 12 月第 1 次印刷
书　号　ISBN 978 - 7 - 5132 - 2989 - 0

*

定价　50. 00 元
网址　www. cptcm. com

国家中医药管理局
中医药古籍保护与利用能力建设项目
组织工作委员会

主 任 委 员 王国强

副 主 任 委 员 王志勇　李大宁

执 行 主 任 委 员 曹洪欣　苏钢强　王国辰　欧阳兵

执行副主任委员 李　昱　武　东　李秀明　张成博

委　　　　员

各省市项目组分管领导和主要专家

（山东省）武继彪　欧阳兵　张成博　贾青顺

（江苏省）吴勉华　周仲瑛　段金廒　胡　烈

（上海市）张怀琼　季　光　严世芸　段逸山

（福建省）阮诗玮　陈立典　李灿东　纪立金

（浙江省）徐伟伟　范永升　柴可群　盛增秀

（陕西省）黄立勋　呼　燕　魏少阳　苏荣彪

（河南省）夏祖昌　刘文第　韩新峰　许敬生

（辽宁省）杨关林　康廷国　石　岩　李德新

（四川省）杨殿兴　梁繁荣　余曙光　张　毅

各项目组负责人

王振国（山东省）　王旭东（江苏省）　张如青（上海市）

李灿东（福建省）　陈勇毅（浙江省）　焦振廉（陕西省）

蔡永敏（河南省）　鞠宝兆（辽宁省）　和中浚（四川省）

前言

中医药古籍是传承中华优秀文化的重要载体，也是中医学传承数千年的知识宝库，凝聚着中华民族特有的精神价值、思维方法、生命理论和医疗经验，不仅对于传承中医学术具有重要的历史价值，更是现代中医药科技创新和学术进步的源头和根基。保护和利用好中医药古籍，是弘扬中国优秀传统文化、传承中医学术的必由之路，事关中医药事业发展全局。

1949 年以来，在政府的大力支持和推动下，开展了系统的中医药古籍整理研究。1958 年，国务院科学规划委员会古籍整理出版规划小组在北京成立，负责指导全国的古籍整理出版工作。1982 年，国务院古籍整理出版规划小组召开全国古籍整理出版规划会议，制定了《古籍整理出版规划（1982—1990）》，卫生部先后下达了两批 200 余种中医古籍整理任务，掀起了中医古籍整理研究的新高潮，对中医文化与学术的弘扬、传承和发展，发挥了极其重要的作用，产生了不可估量的深远影响。

2007 年《国务院办公厅关于进一步加强古籍保护工作的意见》明确提出进一步加强古籍整理、出版和研究利用，以及

"保护为主、抢救第一、合理利用、加强管理"的方针。2009年《国务院关于扶持和促进中医药事业发展的若干意见》指出，要"开展中医药古籍普查登记，建立综合信息数据库和珍贵古籍名录，加强整理、出版、研究和利用"。《中医药创新发展规划纲要（2006—2020）》强调继承与创新并重，推动中医药传承与创新发展。

2003~2010年，国家财政多次立项支持中国中医科学院开展针对性中医药古籍抢救保护工作，在中国中医科学院图书馆设立全国唯一的行业古籍保护中心，影印抢救濒危珍本、孤本中医古籍1640余种；整理发布《中国中医古籍总目》；遴选351种孤本收入《中医古籍孤本大全》影印出版；开展了海外中医古籍目录调研和孤本回归工作，收集了11个国家和2个地区137个图书馆的240余种书目，基本摸清流失海外的中医古籍现状，确定国内失传的中医药古籍共有220种，复制出版海外所藏中医药古籍133种。2010年，国家财政部、国家中医药管理局设立"中医药古籍保护与利用能力建设项目"，资助整理400余种中医药古籍，并着眼于加强中医药古籍保护和研究机构建设，培养中医古籍整理研究的后备人才，全面提高中医药古籍保护与利用能力。

在此，国家中医药管理局成立了中医药古籍保护和利用专家组和项目办公室，专家组负责项目指导、咨询、质量把关，项目办公室负责实施过程的统筹协调。专家组成员对古籍整理研究具有丰富的经验，有的专家从事古籍整理研究长达70余年，深知中医药古籍整理研究的重要性、艰巨性与复杂性，履行职责认真务实。专家组从书目确定、版本选择、点校、注释等各方面，为项目实施提供了强有力的专业指导。老一辈专家的学术水平和智慧，是项目成功的重要保证。项目承担单位山东中医药大学、南京中医药大学、上海中医药大学、福建中医药大学、浙江省中医药研究院、陕西省中医药研究院、河南省中医药研究院、辽宁中医药大学、成都中医药大学及所在省市中医药管理部门精心组织，充分发挥区域间互补协作的优势，并得到承担项目出版工作的中国中医药出版社大力配合，全面推进中医药古籍保护与利用网络体系的构建和人才队伍建设，使一批有志于中医学术传承与古籍整理工作的人才凝聚在一起，研究队伍日益壮大，研究水平不断提高。

本着"抢救、保护、发掘、利用"的理念，该项目重点选择近60年未曾出版的重要古医籍，综合考虑所选古籍的保护价值、学术价值和实用价值。400余种中医药古籍涵盖了医经、基础理论、诊法、伤寒金匮、温病、本草、方书、内科、外科、女科、儿科、伤科、眼科、咽喉口齿、针灸推拿、养生、医案医话医论、医史、临证综合等门类，跨越唐、宋、金元、明以迄清末。全部古籍均按照项目办公室组织完成的行业标准《中医古籍整理规范》及《中医药古籍整理细则》进行整理校注，绝大多数中医药古籍是第一次校注出版，一批孤本、稿本、抄本更是首次整理面世。对一些重要学术问题的研究成果，则集中收录于各书的"校注说明"或"校注后记"中。

"既出书又出人"是本项目追求的目标。近年来，中医药古籍整理工作形势严峻，老一辈逐渐退出，新一代普遍存在整理研究古籍的经验不足、专业思想不坚定等问题，使中医古籍整理面临人才流失严重、青黄不接的局面。通过本项目实施，搭建平台，完善机制，培养队伍，提升能力，经过近5年的建设，锻炼了一批优秀人才，老中青三代齐聚一堂，有效地稳定了研究队伍，为中医药古籍整理工作的开展和中医文化与学术的传承提供必备的知识和人才储备。

本项目的实施与《中国古医籍整理丛书》的出版，对于加强中医药古籍文献研究队伍建设、建立古籍研究平台，提高古籍整理水平均具有积极的推动作用，对弘扬我国优秀传统文化，推进中医药继承创新，进一步发挥中医药服务民众的养生保健与防病治病作用将产生深远影响。

第九届、第十届全国人大常委会副委员长许嘉璐先生，国家卫生计生委副主任、国家中医药管理局局长、中华中医药学会会长王国强先生，我国著名医史文献专家、中国中医科学院马继兴先生在百忙之中为丛书作序，我们深表敬意和感谢。

由于参与校注整理工作的人员较多，水平不一，诸多方面尚未臻完善，希望专家、读者不吝赐教。

国家中医药管理局中医药古籍保护与利用能力建设项目办公室

二〇一四年十二月

许 序

"中医"之名立，迄今不逾百年，所以冠以"中"字者，以别于"洋"与"西"也。慎思之，明辨之，斯名之出，无奈耳，或亦时人不甘泯没而特标其犹在之举也。

前此，祖传医术（今世方称为"学"）绵延数千载，救民无数；华夏屡遭时疫，皆仰之以度困厄。中华民族之未如印第安遭染殖民者所携疾病而族灭者，中医之功也。

医兴则国兴，国强则医强。百年运衰，岂但国土肢解，五千年文明亦不得全，非遭泯灭，即蒙冤扭曲。西方医学以其捷便速效，始则为传教之利器，继则以"科学"之冕畅行于中华。中医虽为内外所夹击，斥之为蒙昧，为伪医，然四亿同胞衣食不保，得获西医之益者甚寡，中医犹为人民之所赖。虽然，中国医学日益陵替，乃不可免，势使之然也。呜呼！覆巢之下安有完卵？

嗣后，国家新生，中医旋即得以重振，与西医并举，探寻结合之路。今也，中华诸多文化，自民俗、礼仪、工艺、戏曲、历史、文学，以至伦理、信仰，皆渐复起，中国医学之兴乃属必然。

迄今中医犹为国家医疗系统之辅，城市尤甚。何哉？盖一则西医赖声、光、电技术而于20世纪发展极速，中医则难见其进。二则国人惊羡西医之"立竿见影"，遂以为其事事胜于中医。然西医已自觉将入绝境：其若干医法正负效应相若，甚或负远逾于正；研究医理者，渐知人乃一整体，心、身非如中世纪所认定为二对立物，且人体亦非宇宙之中心，仅为其一小单位，与宇宙万象万物息息相关。认识至此，其已向中国医学之理念"靠拢"矣，虽彼未必知中国医学何如也。唯其不知中国医理何如，纯由其实践而有所悟，益以证中国之认识人体不为伪，亦不为玄虚。然国人知此趋向者，几人？

国医欲再现宋明清高峰，成国中主流医学，则一须继承，一须创新。继承则必深研原典，激清汰浊，复吸纳西医及我藏、蒙、维、回、苗、彝诸民族医术之精华；创新之道，在于今之科技，既用其器，亦参照其道，反思己之医理，审问之，笃行之，深化之，普及之，于普及中认知人体及环境古今之异，以建成当代国医理论。欲达于斯境，或需百年欤？予恐西医既已醒悟，若加力吸收中医精粹，促中医西医深度结合，形成21世纪之新医学，届时"制高点"将在何方？国人于此转折之机，能不忧虑而奋力乎？

予所谓深研之原典，非指一二习见之书、千古权威之作；就医界整体言之，所传所承自应为医籍之全部。盖后世名医所著，乃其秉诸前人所述，总结终生行医用药经验所得，自当已成今世、后世之要籍。

盛世修典，信然。盖典籍得修，方可言传言承。虽前此50余载已启医籍整理、出版之役，惜旋即中辍。阅20载再兴整理、出版之潮，世所罕见之要籍千余部陆续问世，洋洋大观。

今复有"中医药古籍保护与利用能力建设"之工程，集九省市专家，历经五载，董理出版自唐迄清医籍，都400余种，凡中医之基础医理、伤寒、温病及各科诊治、医案医话、推拿本草，俱涵盖之。

噫！璐既知此，能不胜其悦乎？汇集刻印医籍，自古有之，然孰与今世之盛且精也！自今而后，中国医家及患者，得览斯典，当于前人益敬而畏之矣。中华民族之屡经灾难而益蕃，乃至未来之永续，端赖之也，自今以往岂可不后出转精乎？典籍既蜂出矣，余则有望于来者。

谨序。

第九届、十届全国人大常委会副委员长

许嘉璐

二〇一四年冬

王 序

中医学是中华民族在长期生产生活实践中，在与疾病作斗争中逐步形成并不断丰富发展的医学科学，是中国古代科学的瑰宝，为中华民族的繁衍昌盛作出了巨大贡献，对世界文明进步产生了积极影响。时至今日，中医学作为我国医学的特色和重要医药卫生资源，与西医学相互补充、相互促进、协调发展，共同担负着维护和促进人民健康的任务，已成为我国医药卫生事业的重要特征和显著优势。

中医药古籍在存世的中华古籍中占有相当重要的比重，不仅是中医学术传承数千年最为重要的知识载体，也是中医为中华民族繁衍昌盛发挥重要作用的历史见证。中医药典籍不仅承载着中医的学术经验，而且蕴含着中华民族优秀的思想文化，凝聚着中华民族的聪明智慧，是祖先留给我们的宝贵物质财富和精神财富。加强对中医药古籍的保护与利用，既是中医学发展的需要，也是传承中华文化的迫切要求，更是历史赋予我们的责任。

2010年，国家中医药管理局启动了中医药古籍保护与利用能力建设项目。这既是传承中医药的重要工程，也是弘扬优秀民族文化的重要举措，不仅能够全面推进中医药的有效继承和创新发展，为维护人民健康做出贡献，也能够彰显中华民族的璀璨文化，为实现中华民族伟大复兴的中国梦作出贡献。

相信这项工作一定能造福当今，嘉惠后世，福泽绵长。

国家卫生与计划生育委员会副主任

国家中医药管理局局长

中华中医药学会会长

王国强

二〇一四年十二月

马 序

新中国成立以来，党和国家高度重视中医药事业发展，重视古籍的保护、整理和研究工作。自 1958 年始，国务院先后成立了三届古籍整理出版规划小组，分别由齐燕铭、李一氓、匡亚明担任组长，主持制订了《整理和出版古籍十年规划 (1962—1972)》《古籍整理出版规划（1982—1990）》《中国古籍整理出版十年规划和"八五"计划（1991—2000）》等，而第三次规划中医药古籍整理即纳入其中。1982 年 9 月，卫生部下发《1982—1990 年中医古籍整理出版规划》，1983 年 1 月，中医古籍整理出版办公室正式成立，保证了中医古籍整理出版规划的实施。2002 年 2 月，《国家古籍整理出版"十五"（2001—2005）重点规划》经新闻出版署和全国古籍整理出版规划领导小组批准，颁布实施。其后，又陆续制定了国家古籍整理出版"十一五"和"十二五"重点规划。国家财政多次立项支持中国中医科学院开展针对性中医药古籍抢救保护工作，文化部在中国中医科学院图书馆专门设立全国唯一的行业古籍保护中心，国家先后投入中医药古籍保护专项经费超过 3000 万元，影印抢救濒危珍、善、孤本中医古籍1640余种，开展了海外中医古籍目录调研和孤本回归工作。2010年，国家财政部、国家中医药管理局安排国家公共卫生专项资金，设立了"中医药古籍保护与利用能力建设项目"，这是继1982～1986年第一批、第二批重要中医药古籍整理之后的又一次大规模古籍整理工程，重点整理新中国成立后未曾出版的重要古籍，目标是形成并普及规范的通行本、传世本。

为保证项目的顺利实施，项目组特别成立了专家组，承担咨询和技术指导，以及古籍出版之前的审定工作。专家组中的许多成员虽逾古稀之年，但老骥伏枥，孜孜不倦，不仅对项目进行宏观指导和质量把关，更重要的是通过古籍整理，以老带新，言传身教，培养一批中医药古籍整理研究的后备人才，促进了中医药古籍保护和研究机构建设，全面提升了我国中医药古籍保护与利用能力。

作为项目组顾问之一，我深感中医药古籍保护、抢救与整理工作的重要性和紧迫性，也深知传承中医药古籍整理经验任重而道远。令人欣慰的是，在项目实施过程中，我看到了老中青三代的紧密衔接，看到了大家的坚持和努力，看到了年轻一代的成长。相信中医药古籍整理工作的将来会越来越好，中医药学的发展会越来越好。

欣喜之余，以是为序。

中国中医科学院研究员

马继兴

二〇一四年十二月

校注说明

《活人心法》四卷，清·刘以仁著，清·王文选辑。

刘以仁，清代人，生卒年不详，生平事迹未见，其著作《脉法条辨》序中言其隐居鱼泉（今重庆万州），为医林中名宿。著作有《活人心法》《活人心法诊舌镜》《脉法条辨》。王文选，字锡鑫，号亚拙、席珍子、同仁，清嘉庆至光绪年间万县（今重庆万州）人。工书法，隶篆精妙，尤究心医术，先从同邑觉来先生习幼科，又从三世业医者彭宗贤、赵吉华习痘科，数年间殚精竭虑，造诣颇高。著有《医学切要全集》《存存汇集医学易读》《药性炮制歌》《舌鉴辨证》等书，辑《活人心法》四卷。

《活人心法》四卷，卷一为望、闻、问、切之诊法，卷二为伤寒舌鉴及药性炮制等歌诀，卷三为伤寒诸方，卷四为补益、救急、遂生、怀少、普济、外科、杂症诸方。全书载验舌图149幅，每张舌图均详论病因病机，并附以治方，集清以前舌诊之大成。

《活人心法》现存两种版本，一是清同治三年甲子（1864）王同仁刻本（简称同治本），一是清咸丰九年己未（1859）三义公刻本（简称咸丰本）。两种版本时间相差不大，版式、序、目录完全相同，但同治本改正了诸多咸丰本误字，故本次校勘以同治本为底本，以咸丰本为主校本，采用《活人心法》所引书籍为他校本，如《素问》用明顾从德本、《灵枢》用明赵府居敬堂本、《伤寒论》用明赵开美摹宋刻本、《难经》用1956年商务印书馆《难经本义》本、《寿世保元》用明万历经纶堂刻本、《古今医统大全》用1991年人民卫生出版社本、《伤寒证治准绳》用1991年人民卫生出版社本等。

具体校注原则如下：

1. 凡繁体字统改为简化字，不出注。底本中的异体字、古今字、俗写字，统一为规范字，不出校注。

2. 凡底本无误，校本有误，一律不出校记。底本有误校本正确者，改正原文并出校记说明。凡底本与校本虽一致，但按文义疑有讹、脱、衍、倒之属而无据可改者，保留原文不动，出校存疑。凡底本与校本不同，二义皆通，则不改，出注说明。

3. 底本中字形属一般笔画之误，如已、巳混淆，亦、赤不分，疳、疸不分，而、面一用等，均径改，不出注。

4. 凡底本中通假字，于首见出校说明。

5. 原书卷二《伤寒舌鉴》篇中，于每舌之后均附有方名简称及"验舌对方码式"，以便能于卷三《伤寒诸方》篇中，按码寻方，今将方名简称补全，并将"验舌对方码式"一律径改为中文数字，于此说明，文中不再出注。

6. 凡底本、校本人名有明显讹误，如苏东波、华陀等，均径改，不出注。

7. 凡底本、校本药物名称有俗名、异名，如斑猫、牛夕、山查、蔓京子等，均径改为正名，不出注。

8. 原书亦名《敦伦仁寿续集》，卷首及版心均有《敦伦仁寿续集》之字样，今统一删去不录，于此说明，不再出注。

9. 原书四卷，底本、校本均作卷上、卷中、卷下、卷四，今统改为卷一、卷二、卷三、卷四，于此说明，不再出注。

10. 原书于正文前有"一""一论"字样予以分行、分段者，今一并删除，另起一行，不再出注。

11. 原书表示上下文的"右""左",均径改为"上""下",不再出注。

12. 原书卷一前有"刘以仁著,继吕姜永镇、永萱姚大椿同校"字样,今删去不录。

13. 原书无总目,仅在每卷下有各卷目录,今一律合并置文前作为目录。

序

昔范文正①公曰：吾不为良相，必为良医。谓医之能活人，无异于相之能活人也。陆宣公②晚年，得一秘方，必手录之，曰：此亦活人之一术也。是二公者，一则以少年微贱志存济世，一则以暮年倦仕，念切疮痍。二公之心固无日不以活人为心矣。然徒有是心而不能得其法，不足以云活人；得其法而不能存是心，亦不足以云活人。活人之心，何心？心范文正之心以为心。活人之法，何法？法陆忠宣之法以为法。使有是心，得是法，非梓以行世，则能活一二人者，不能活千百人，不能活亿万人，斯其活人之法不周，活人之心亦隘而不广。予幼年嗜岐黄术，于读书暇，偶涉其藩篱，便欣然曰：此古人之所谓能活人者也。每欲拣其说之简而赅，方之精而良者，辑一卷以问世，而近以北辙南辕，有志未逮也。同邑王君出一策示予曰：此吾之欲付剞劂③氏者。予览之，喜其立说之精，辨症之详，主方之简切，虽庸夫俗子亦解其意。俾家藏一编，人手一卷，庶六淫不足为

---

① 范文正：范仲淹（989—1052），字希文，谥号文正，北宋政治家、文学家、军事家、教育家。

② 陆宣公：陆贽（754—805），字敬舆，谥号"宣"，唐代政治家、文学家。

③ 剞劂（jījué 机绝）：本谓以刀雕凿，此指刻印。剞，曲刀；劂，曲凿。

灾，二竖①可以无害，则所活者夫岂一二人已哉。予因其心之美，并羡其法之良。是其法虽未必如陆忠宣之法，而其心则未始非范文正之心也。王君其先得我心者与。

万邑②举人贺正笏拜撰

---

① 二竖：指疾病。语出《左传·成公十年》："公梦疾为二竖子，曰：'彼良医也，惧伤我，焉逃之?'其一曰：'居肓之上，膏之下，若我何?'医至，曰：'疾不可为也，在肓之上，膏之下，攻之不可，达之不及，药不至焉，不可为也。'"

② 万邑：即万县，今重庆万州。

自 序

　　先父正朋公在日，见有活法药方，命选录之，济人丸散，命选制之，无非活人之意也。然传药不如传方，方书必载。余思方不易传，药不易服，何也？病有虚实阴阳之别，症有缓急表里之分，虽有明医，不外望闻问切。余托诸友抄其视病之法、验症之术，惟《伤寒舌鉴》辨症悉详，克晓六经传变，则诸病得法而汇于心矣。余未知医，讵敢妄论。不过选其各家切要明显者，对病立方，详症用药，汇成一集，无非欲使人人知病虚实阴阳，审症缓急表里，庶不误投汤药。及学医之士更宜玩究，而活人之法不无小补。复增集验诸方，内多云瞻王老师录选，及易公成富曾制备送，试验匪①常，俱是活人良剂。但愿仁人君子修合普济，咸登寿域而福荫无涯矣。今就二兄文相募刊，诸书得就善缘，以继先父拳拳活人之意。是为序。

　　　　时道光十有八年岁戊戌十月十五日安乡席珍子王文选敬识

---

　　① 匪：通"非"。《诗经·卫风》："匪来贸丝。"

目　录

卷 一

四 诊

经①曰：望闻问切，神圣工巧。上古圣神，每于临证之际，必备四诊，而后病无遁情。今之医家，惟务切脉，而略其望闻问三诊者，何耶？盖以世之病者，每多隐病状，而试医以脉，倘诊脉后言不符病，即谓之弗②工③。而医者亦自谓吾知脉理，亦不肯虚心详询，彼此模糊，影响用药，是犹索途于旨，鲜有不误者矣。昔苏东坡云：吾求愈疾而已，而欲以困医，实以自困。不知自古圣神，未有舍望闻问，而④独凭一脉者。且如气口紧盛，则知为伤食。至于何口受伤，所伤何物，岂能以脉知哉？矧⑤今之医，未必如古之圣神，即古之圣神，亦断未有一诊而能悉达其病情也。余固采摭《素问》《灵枢》及各家而冠望闻问于脉学之前，以为诊候之便。且劝病者，延医至家，当声告其所苦。而医者当虚心详问，病情悉得，然后诊之以脉，如脉诊相符，再察其或实或虚，而施攻补。或寒或热，而用温凉。有无胃气，以决死生。如此用药，药无不效矣。

望 诊

《灵枢经·脏腑病形论》曰：青色者，其脉弦也。赤者，其

---

① 经：本处指《难经》。语本《难经·六十一难》："望而知之谓之神，闻而知之谓之圣，问而知之谓之工，切而知之谓之巧。"

② 弗：原作"佛"，据咸丰本改。

③ 工：咸丰本作"王"。

④ 而：咸丰本作"一"，可参。

⑤ 矧（shěn 沈）：况且。

脉钩也。黄者，其脉代也。白者，其脉毛。黑者，其脉实。见其色不得其脉，反得相胜之脉，则死矣，得其相生之脉，其病已矣。

帝曰：各以其脉言其病。雷公曰：人不病而卒①死，何以知之？帝曰：火气入于脏腑者，不病而卒死矣。雷公曰：病小愈而卒死者，何以知之？帝曰：赤色出于两颊，大如拇指，病虽小愈卒死。黑色出于天庭，大如拇指，必不病而卒死。雷公再拜曰：善哉。

雷公曰：五官五色奈何？黄帝曰：青黑为风，黄赤为热，白为寒，是谓五官也。

《五脏生成篇》五色诊曰：有积气在中，时害于食，名曰心痹②，得之外疾，思虑而心虚，故邪从之。白脉之至也，喘而浮，上虚下实，惊③，有积气在胸中，喘而虚，名曰肺④痹，寒热，得之醉而使内也。青脉之至也，长而左右弹，有积在心下肢胠⑤，名曰肝痹，得之寒湿⑥，与疝同法，腰痛足冷头痛。黄脉之至也，大而虚。有积气在腹中，有厥气，名曰厥疝，女子同法，得之疾使四肢汗出当风。黑脉之至也，上坚而大，有积气在小腹与阴，名曰肾痹，得之沐浴清水而卧。凡相五色之奇脉，面黄目青，面黄目赤，面黄目白，面黄⑦目黑者，皆不死也。面青目赤，面赤目白，面青目黑，面黑目白，面赤目青，

---

① 卒：通"猝"。突然、仓促之意。《汉书·成帝纪》："兴卒暴之作。"
② 痹：原作"脾"，据《素问·五脏生成》改。
③ 惊：原作"兼"，据《素问·五脏生成》改。
④ 名曰肺：原作"脾"，据《素问·五脏生成》改。
⑤ 胠：原作"眩"，据《素问·五脏生成》改。
⑥ 湿：原作"温"，据《素问·五脏生成》改。
⑦ 黄：原作"赤"，据《素问·五脏生成》改。

皆死也。

《脉要精微篇》曰：夫精明五色者，气之聚也。赤欲如绵裹珠，不欲如赭。白欲如鹅羽，不欲如盐。青欲如苍壁，不欲如蓝。黄欲如罗裹雄黄，不欲如黄土。黑欲如漆色，不欲如地苍。五色精微之象见矣。

《察色要略》①云：凡看病，必先察其色。《内经》曰：声合五音，色合五行，声色相符，然后可以知五脏之病也。肝色青，其声呼。肺色白，其声哭。心色赤，其声笑。脾色黄，其声歌。肾色黑，其声呻也。且夫四时之色相生则吉，相克则凶。如青赤见于春，赤黄见于夏，黄白见于长夏，白黑见于秋，黑青见于冬，此乃相生之色也。若肝病之色青而白，心病之色赤而黑，脾病之色黄而青，肺病之色白而赤，肾病之色黑而黄，此皆五行之相克，为难治矣。且以五脏之热，色见于面者，肝热则左颊先赤，肺热则右颊先赤，心热则额先赤，脾热则鼻先赤，肾热则颐先赤也。至于面黑者，为风寒、为气不调②。青而白，为风、为气滞、为寒、为痛也。大抵黑气见于面多凶，为病最重。若黑暗中有明，准头③年寿④亮而滋润者生，黑而枯槁者死也。此乃略举其要耳。《内经》曰⑤：以五色征⑥诊，

---

① 察色要略：语见明·王肯堂《伤寒证治准绳·伤寒总例·察色要略》。

② 至于面黑者，为风寒、为气不调：《伤寒证治准绳·伤寒总例·察色要略》作"至于面黑者为阴寒，面青为风寒，青而黑主风、主寒、主痛，黄而白为湿、为热、为气不调"。

③ 准头：指鼻前下端隆起之顶部。又名鼻准、鼻尖、面王。

④ 年寿：指山根与准头之间的部位，即鼻根至鼻尖。

⑤ 内经：语见《素问·五脏生成》。

⑥ 征：《素问·五脏生成》作"微"。

可①以目察。《难经》②曰：望而知之谓之神。故色不可以不察也。

又曰：凡先看病，必先察色，然后切脉者审证参合，以决死生凶吉。夫色有青黄赤白黑，见于面部皮肤之上。气有如乱丝乱发之状，隐于皮里也。盖五脏有五色，六经有六色，皆见于面上。以五行相生则吉，相克则凶。滋润者生，枯稿③者死。自准头、年寿、命宫④、法令⑤、人中，皆有气色，其滋润而明亮者吉，暗而枯燥者凶也。又当分四时生克之理而通察之。兹略其五色之要旨，列之以便审察耳。

青色属木，主风、主寒、主痛，乃肝之色也。凡唇青者，阴极也。若舌卷囊缩者，宜急温之。如夹阴伤寒，小腹痛，则面青也。《内经》⑥曰：青如翠羽者生，青如草兹者死也。青而黑、青而红，相生者生。如青白⑦而枯燥者，相克乃死也。脾病见青气多难治。《医统》⑧曰：青色见于太阴太阳，及鱼尾正面口角，如大青蓝叶怪恶之状者，肝绝者死。若如翠羽柏皮者，只是肝邪，有惊风之病、目病之属。

赤色属火，生热，乃心之色也。在伤寒见之，而有三阳一阴之分。如足太阳属水，寒则本黑，热则红也。经曰：面若微

---

① 可：此字前原衍"不"字，据《素问·五脏生成》及文义删。
② 难经：语见《难经·六十一难》。
③ 稿：通"槁"。干枯之意。《说苑·建本》："弃其本者，荣其稿矣。"
④ 命宫：在两眉间，山根之上，即印堂。
⑤ 法令：指从鼻翼两侧延伸向嘴角的两条对称纹路。
⑥ 内经：语见《素问·五脏生成》。
⑦ 白：原脱，据《伤寒证治准绳·伤寒总例·察色要略》补。
⑧ 医统：语见明·徐春甫《古今医统大全·翼医通考上》。

微正赤者，阳气拂郁在表①，汗出不彻故也，当发其汗。若脉浮数，表热不汗出者，面色赤而光彩也。经曰：阳明病，合面赤色者，不可攻之。合者，通也。谓表邪未解，不可攻里也。若阳明内实，恶热不恶寒或骨蒸发热，或日晡潮热，大便闭结，谵语面赤者，此实热在里，可攻也。若表里俱热，口燥舌干，饮水，脉洪，面赤，里未实也，且未可攻也。人参白虎汤和②之可也。如少阳经病，热则半表半里，面红脉弦者，宜小柴胡汤和之，不可下也。经言：少阴病，下宜清③，如里寒外热，面赤者，四逆汤加葱白主之。此阴寒内极，逼其浮火上行于面，故发赤色，作热也。若不仔细审察，误投寒凉，即死，可不慎哉。又夹阴伤寒虚阳泛上者，亦面赤也，但足冷脉迟者是也。又烦躁、面赤、足冷、脉沉不能饮水者，此阴极也，宜温之。若久病虚人，于后两颈赤者④，阴火也。不可作伤寒治之，然三阳之气，皆会于头额，视⑤从额上至巅顶，络脑后者，太阳也；从额至鼻于面下者，阳明也；从头角下耳中、耳之前后者，少阳也。但有红气或赤肿者，以此分之。盖大头伤寒证，及头面诸疸，要知此部分可也。经曰：赤如鸡冠者生，如衃血者死。盖准头、印堂，有赤气枯夭者⑥死，明润者生也。如肺病见赤气者，则难治。《医统》⑦曰：红色见于口唇，及三阴三阳上

① 表：原作"里"，据《伤寒证治准绳·伤寒总例·察色要略》及下文之义改。

② 和：咸丰本作"利"，可参。

③ 下宜清：《伤寒论·辨少阴病脉证并治第十一》作"下利清谷"。

④ 于后两颈赤者：《伤寒证治准绳·伤寒总例·察色要略》作"午后面两颊颧赤者"。

⑤ 视：《伤寒证治准绳·伤寒总例·察色要略》作"其"。

⑥ 者：原脱，据《伤寒证治准绳·伤寒总例·察色要略》及下文例补。

⑦ 医统：语见明·徐春甫《古今医统大全·翼医通考上》。

下，如马肝之色，死血之状者，心气绝，主死。若如橘色、红马尾色者，只是心病，有怔忡、惊悸、夜卧不宁之病。

黄色属土，主湿，乃脾之色也。黄如橘子色者，热也；黄如薰黄而暗，湿者。凡黄而白，黄而红，相生则吉；黄而青，相克则凶也。《内经》①曰：黄如蟹腹者生，黄如枳实者死。若准头、年寿、印堂有黄气明润者，病退而有喜兆也，若枯燥而暗者死。凡病欲愈，目眦黄也，长夏见黄白则吉，若黄兼青则凶也。《医统》②曰：黄色见于鼻，干燥若土偶之形，为脾气绝，主死。黄如桂花杂以黑晕，只是脾病，饮食不快，四肢倦怠，有妻妾之累。

白色属金，主气血不足，乃肺之色也，肝病见之，难治。经③曰：白如豕膏者生，白如枯骨者死。凡印堂、年寿白而枯夭者凶，白而光润者吉。若面黑白而黄④，相生则吉；若白而赤，相克则凶矣。凡病面白无神者⑤，发汗过多，或脱血所致也。《医统》⑥曰：白色见鼻准及正面，如枯骨及擦残粉者，为肺⑦绝主死。若如阴翳、腻粉、梅花、白绵者，只是肺邪，有咳嗽之病，危急之忧。

黑色属水，主寒，主痛，肾之色也。凡黑而白，黑而青，相生则吉；若黑而黄，相克则凶。经⑧曰：如乌羽者生，黑如

----

① 内经：语见《素问·五脏生成》。
② 医统：语见明·徐春甫《古今医统大全·翼医通考上》。
③ 经：本处指《内经》。语出《素问·五脏生成》
④ 若面黑白而黄：《伤寒证治准绳·伤寒总例·察色要略》作"白而黑，白而黄"。
⑤ 者：原脱，据《伤寒证治准绳·伤寒总例·察色要略》补。
⑥ 医统：语见明·徐春甫《古今医统大全·翼医通考上》。
⑦ 肺：原作"脾"，据《古今医统大全·翼医通考·望闻问切订》改。
⑧ 经：本处指《内经》。语出《素问·五脏生成》。

煤者死。如准头、年寿、印堂黑气枯夭者死，明润者生也。黑气自鱼尾相牵入太阴者死。黑气自法令、人中入口者死。耳目鼻黑气枯夭者死。凡面准头、命宫，明润者生，枯暗者死。若心病见黑气在头者死也。华佗曰：凡病人面色相等者吉，不相等者凶。如面青目白，面青目赤①，面赤目白，面白目黑，面黑目白，面白目青为不相等，故曰凶也。相等者，面目俱青、俱红之类。是《医统》②曰：黑色见于耳，或轮廓内外，命门悬壁，若污水烟煤之状，为肾气绝，主死。若蜘蛛网、鹊乌羽泽之者，只是肾虚火旺之病。

凡病人身轻能自转移者，易治；若身体沉重不能转侧者，难治也。盖阴证则身重，必足冷而踡卧，恶寒，尚好向壁卧，闭目不欲向明，懒见人也；又阴毒，身如被杖之痛，身体如山而不能转侧也；又重风湿，皆主身痛，不可转侧。要当辨之，大抵阳证身轻而手足和暖，开目而喜见人，为可治。若头重身轻，此天柱骨倒而元气败也。凡伤寒传变，循衣摸床，两手撮空，此神去而魂乱也。凡病人皮骨润泽者生，枯燥者死。经③云：脉浮而洪④，身汗出如油，喘而不休，形体不仁，乍静乍乱，此为命绝也。又曰：凡两目直视，形脱发直，及喉中痰响如拽锯，此必死之证也。

望 色

经⑤曰：望其五色，以知其病。故望色者，活人之首事也。

---

① 面青目赤：《伤寒证治准绳·伤寒总例·察色要略》作"面赤目青、面黄目青"。

② 医统：语见明·徐春甫《古今医统大全·翼医通考上》。

③ 经：本处指《伤寒论》。语见《伤寒论·辨脉法第一》。

④ 洪：原作"红"，咸丰本作"知"，据《伤寒论·平脉法第二》改。

⑤ 经：本处指《难经》。语见《难经·六十一难》。

《灵枢经》①曰：以五色命脏，青为肝，赤为心，白为肺，黄为脾，黑为肾。《内经》②云：五脏之气色，见青如草兹者死，黄如枳实者死，黑如炲者死，赤如衃血者死，白如枯骨者死。此五色之见死也。青如翠羽者生，赤如鸡冠者生，黄如蟹腹者生，白如豕膏者生，黑如乌羽者生，此五色之见生也。生于心，如以缟裹朱；生于肺，如以缟裹红；生于肝，如以缟裹绀；生于脾，如以缟裹瓜蒌实；生于肾，如以缟裹紫。此五脏所生之外荣也。《内经》以一色之中，而分平、病、死三等，至《灵枢》又分明脏腑、部分，及浮沉、浅深、夭泽、散抟等法，盖以其道之不容忽也。予略陈其要。夫五色有光，明亮是也；五色有体，润泽是也。光者无形为阳，阳主气；体者有象为阴，阴主血。气血俱亡，其色沉晦枯槁，经所谓草兹、枳实、炲、衃血、枯骨五者是也。气血尚存，其色光明润泽，经所谓翠羽、鸡冠、蟹腹、豕膏、乌羽五者是也。此五色虽为可生，终为一脏之色独亢，亢则害，病也，非平也。盖平③人五脏既和，其一脏之色必待其旺而始荣于外，其荣于外也，禀胃气而出于皮毛之间，胃气色黄，皮毛色白，故云如缟裹。如缟裹者，朦胧光泽，虽有形影，犹未灿然，内因气血无乖，阴阳不争，五脏无偏胜故也。苟或不然，五脏衰败，其见色也，昔之朦胧者，一变而为独亢，昔之光明者，一变而为沉浊，昔之润泽者，一变而为枯槁，甚至沉浊枯槁合而为夭，是光体俱无，阴阳气血俱绝，不死又何待哉。《六节藏象论》曰：草生五色，五色之变，不可胜视。至于脏腑部分、容色上下、浅深散抟等法，未能尽陈，察

①　灵枢经：语见《灵枢·五色》。
②　内经：语见《素问·五脏生成》。
③　原作"乎"，据咸丰本改。

于望色，全书中述之。缟，白鲜色也。绀，青而含赤色也。焰，煤烟也。

相　形

头者，诸阳之会也。头重视身，名天柱骨倒，元气败矣。因于湿，首如裹。盖至卑之邪而犯至高之位，其象有物以裹其首也。又有头摇、头眩、头晕者，经所谓徇蒙招尤，目瞑耳聋也。盖为如有物以蒙其首，招摇尤甚，又兼瞑聋，是下实上虚之故，有痰有火，有虚有风。

额，南方也。经①曰：心热病者，额先赤。若青黑色现，主有暴疾。

目，肝之窍也。经②曰：肝病者，眦青。脱阳者，见鬼；脱阴者，目盲。气脱者，目不明。阳气尽，阴气盛，则目瞑。欲愈之病，目眦黄。目赤，主热。白睛黄，主黄疸。眼胞肿，主风主湿。开目见人病属阳，闭目不见人病属阴。凡病目明能识见者可治，若睛昏不认人或目上视、或眼小目瞪直视、或目斜视、或目睛正圆、或戴眼反折、或眼胞陷下，皆死症也。若病人目睛微定，暂时稍动者，属疫，宜吐。若目③中不了了，大便不通者，宜下。

鼻者，肺之官也。肺病喘息鼻张。经④曰：脾热病者，鼻先赤。凡鼻色青者，腹中痛；微黑者，有水气；黄者，小便难；白者，为气虚；鲜红，有留饮；鼻孔干燥者，必衄血；鼻燥如烟煤，属阳毒热极；鼻孔冷滑而黑，属阴毒冷极；鼻燥息如鼾睡，属风温；鼻塞浊涕者，属风热；鼻流清涕者，属肺寒；鼻

---

① 经：本处指《内经》。语本《素问·刺热》。
② 经：本处指《内经》。语出《灵枢·五阅五使》。
③ 目：原作"口"，据《伤寒论·辨阳明病脉证并治》改。
④ 经：本处指《内经》。语见《素问·刺热》。

孔痔胀者，属肺热有风。

经①曰：心病者，颧赤。肾病者，颧与颜黑。黄赤色出两颧，大如拇指，主卒死。肝热病者，左颊先赤；肺热病者，右颊先赤。

耳者，肾之窍也。经②曰：耳焦枯受尘垢，病在骨。精脱者，耳聋。耳间青脉起者，掣痛。足少阳经络亦绕耳，而入耳，故暴病而耳聋、耳肿、耳痛、耳旁红，皆属少阳风热。

经③曰：唇舌者，肌肉之本也。肺④不荣，则肌肉软，肌肉软则舌萎、人中满，人中满则唇反，唇反者，甲笃乙死。

经⑤曰：足少阴气绝，则骨肉不相亲，而肉软却，齿长而垢，发无润泽，戊笃己死。

足厥阴气绝，唇青舌卷囊缩，庚笃辛死。

凡病人舌干口焦，为脾热。焦而红者吉，焦而黑者凶。唇口俱肿赤者是热极，青黑者是寒极。口苦者是胆热，口甜者是脾热，口燥咽干者肾热，舌干口燥者是心热。口噤咬牙者是风痉，唇口生疮声哑者是狐惑。齿燥无津液是阳明热极，前板齿燥脉虚者是中暑。唇口舌胎断纹者难治，唇色白者主失血主虚。唇口燥裂是脾热，齿如熟齿者难治。若唇青舌卷，唇吻反青，环口黧黑，口张直气，口如鱼口，唇口颤摇不止，气出不返者死。

颏为北方肾水象也。经曰：骨热病者，颏先赤。色赤又主

① 经：本处指《内经》。语出《灵枢·五阅五使》。
② 经：本处指《内经》。语见《灵枢·卫气失常第五十九》。
③ 经：本处指《内经》。语见《灵枢·经脉》。
④ 肺：《灵枢·经脉》作"脉"。
⑤ 经：本处指《内经》。语本《灵枢·经脉》。

肾与膀胱气滞热结，而小便不通。

舌，心之苗也。经①曰：心病者，舌短卷，颧赤。少阴气厥逆走上则啮舌。凡见舌干、舌碎、舌裂，主心火甚旺。总之，舌鲜红湿滑者吉，燥涩者凶。舌上白胎者，胸中有寒，丹田有热，故胎白而滑，未入于腑，邪在半表半里间，法当和解。舌上黄胎者，必燥渴，胃腑有邪，法当下之。舌上黑胎而燥生芒刺者，必燥渴，亢②极则难治也，法当急下。若不燥渴，身不热，舌上黑胎而滑者，属阴寒，法当急温。若舌卷焦黑而燥者，阳毒热极，亦当下之。若舌青而胎滑，无热不渴者，阴毒寒极，亦当温之。

凡舌色鲜红者吉，青黑者凶。黑③而紫者为阴寒，赤而紫者为阳热也，但见舌硬、舌卷、舌肿、舌短、舌强囊缩者难治。

经④曰：头者，精明之府。头项视身，精神将夺矣。背者，胸之府。背曲脊随，腑将坏矣。腰者，肾之府。转摇不能，肾将惫矣。膝者，筋之府。屈伸不能，行则偻俯，筋将惫矣。骨者，髓之府。不能久立，行则振掉，骨将惫矣。

病人身轻自能转动者易治，身重不能转动者难医。掌中热者腹中热，掌中寒者腹中寒。四肢倦怠者，主中气不足。手足牵引，口噤难言者，名曰风痓。四肢强直，口噤头摇者，名曰痉症。叉手冒心，多因过汗。循衣摸床，名曰撮空。脚手难移，身重而痛，小便短赤，名曰风温。若身热口渴，揭去衣被，扬手掷足，脉来有力，阳也，热也，实也。无热不渴，欲得衣盖，

① 经：本处指《内经》。语出《灵枢·五阅五使》。
② 亢：原作"充"，据《古今图书集成·医部全录·伤寒门》改。
③ 黑：原脱，据《古今图书集成·医部全录·伤寒门》补。
④ 经：本处指《内经》。语见《素问·脉要精微论》。

或身重足冷，倦卧恶寒，或好向壁卧，闭目不欲见光明，懒与人言，阴也，寒也，虚也。总之，身轻，手足和暖，开目欲言者吉。若身汗如油，喘而不休，形体不仁，乍静乍乱，脉浮而洪者死。皮肤润泽者生，枯燥者死。形如枯骨，脉脱者死。大骨枯槁，大肉陷下者死。若看小儿，更有八候之说：两手伸缩曰搐，十指开合曰搦，势如扑曰掣①，头绵侧曰颤，身仰后曰反，臂如开弓曰引，目直似怒曰窜，露睛不活曰视。凡此者，风痰惊热所为，大人亦常犯之。

闻 诊

经②曰：闻而知之谓之圣。如辨音者，听其声，即可以知其物，虽非玄述，诚非浅易。盖不由音律之道造音结，跳也，必于静定中得也。予姑以经书中要者言之。经曰：肝在音为角，在声为呼。心在音为徵，在声为笑。脾在音为宫，在声为歌。肺在音为商，在声为哭。肾在音为羽，在声为呻。口出无伦，谵语也有虚有实。无稽怒叫，狂言也实症。出言壮厉，先轻后重者，外感也。语言懒怯，先重后轻者，内伤也。语不接续，郑声也。无人始言，独语也二结屏虚。鼻塞声重，伤风也。声哑唇疮，狐惑也。卒口噤，背反张，痉症也。鼻鼾，语塞，风湿也。错语呢喃，出言不正，热症也。心下汩汩有声，先渴后呕，停水也。喉中漉漉有声，痰也。肠若雷鸣，气不和，湿。小儿惊风，口不能言，心热也。无还声，为鸦声，死症也。杂病发喘，痨瘵声哑，危病也。以上种种，若能细察，实能活人。至

---

① 掣：原作"制"，据元·曾世荣《活幼心书·拾遗·明小儿四证八候》"掣者势如相扑"改。

② 经：本处指《难经》。语见《难经·六十一难》。

于闻其五音，以知其所苦，是神圣之道，存乎司命者之方寸耳。

王叔和①曰：久病声嘶者死。小儿病，忽作鸦声者死。

《医学入门》②曰：第二听声分清浊，鉴他真语及狂言；声浊即知痰壅滞，声清寒内是真源；言语真诚非实热，狂言号叫热生烦；称神说鬼逾墙屋，胸膈停痰证号颠；更有病因循日久，声音遽嘶命归泉。

问 诊

《灵枢经》③曰：入国问俗，入家问讳，上堂问礼，临病问人所便，慎之至也。又云：凡诊病者，必问饮食起居，暴乐暴④苦，皆伤精气。《内经·征四失篇》曰：诊病不问其始，忧患饮食之失节，起居之度，或伤于毒，不先言此，卒诊其脉，何病能中。

《难经》⑤：问而知之，工。经⑥曰：其审问必所始病，与今之所方病，然后各循其脉。

《素问·疏五过篇》：凡未诊病者，必问尝贵后贱，虽不中邪，病从内生，名曰脱营。尝富后贫，名曰失精。五气留通，病有所因⑦。

医向诊之，不在脏腑，不辨形躯，诊之而疑，不知病名。身体日减，气虚无精，病深无气，洒洒时惊，病深以其外耗于

① 王叔和：语出王叔和《脉经·扁鹊华佗察声色要诀》。
② 医学入门：语见《医学入门·观形察色问证》。
③ 灵枢经：语见《灵枢·师传》。
④ 暴：原脱，据《素问·疏五过论》补。
⑤ 难经：语本《难经·六十一难》。
⑥ 经：本处指《内经》。语见《素问·三部九候论》。
⑦ 五气留通，病有所因：《素问·疏五过论》作"五气留连，病有所并"。

卫，内脱于荣，良工所失，不知病情。

望闻问切，诊病之四法也。望色、闻声、切脉，古人谆切言之。至于问而知之谓之工，先哲尚未发明，余不能无疑焉。何以故？如至病家，问其泻痢，以知其泻痢，问其寒热，以知其寒热，则浅也，非古人之意也。即至病家，问病起于何日日少为新病，属实居多；日多为久病，虚证居多。曾食何物食水而病，药用水煮；如伤肉食，用草果山楂之内①。详伤食本条。曾有怒劳、房欲等事否怒则伤肝，劳则内伤元气，房劳则伤肾。及问初起何证如初起头疼、发热、恶寒为外感，如初起心腹疼及泻痢等证，俱属内伤。后变何病如痢变泻、变疟为轻；疟、泻变痢为重。先喘后胀，病在肺；先胀后喘，病在脾。先渴后呕为停水之类。今头痛否痛无间歇为外感，有间歇为内伤。目红肿否或暴红肿，或素疼痛。瞳人属肾水，黑睛属肝木，白珠属肺金，上下眼胞属脾胃，二眦属心，大眼角属大肠，小眼角属小肠。耳鸣耳聋否或左或右，久聋不可纯用涩之剂，虽兼开关引气之药。目下涕否或无涕干燥，或寒，或素流涕不止，或鼻痔，或鼻齆。口知味否或不食能知味，为外感；或食不知味，为内伤。口渴否渴而喜饮冷水者，实热也；渴而喜饮热者，虚热也；渴而不喜冷饮，身如被杖者，真寒假热也。舌有胎否或白，或黑，或黄，或赤裂。齿痛否齿上门属心，下门属肾，上左边属胆，下左边属肝，上右边属大肠，下右边属肺，上二边属胃，下二边属脾。项强否暴强为风，久张为痰。咽痛否暴痛为痰热，久痛为下虚。手掌心热否手背热为外感，手心热为内伤，手心手背俱热为内伤外感。手背稍冷否冷则为感寒，不冷则为伤风，背清冷则为体虚。手足瘫痪否左手足背膊不举或痛者，属血虚有火；右手足背膊不举或痛者，属气虚有痰。肩背痛否暴痛为外感，久痛为内伤挟郁。腰脊痛否暴痛为外感，久痛为肾虚挟滞。尻骨痛否暴痛为

---

① 内：诸本同，疑作"类"。

太阳经邪，久痛为太阴经火。胁痛否或左右，或两胁俱痛，或一点空痛。心痛否暴痛为寒，久痛属虚火。腹胀否或大腹作胀，或小腹作胀。心烦否或大烦躁不宁，欲吐不吐，谓之嘈。或多惊恐，谓之怔忡。呕吐否或食呕干呕，或食久乃呕。大便泻否或溏泻，或水泻，或饮食后即泻。大便秘结否秘而作渴作胀者为热，不渴胀为虚。小便淋闭否渴者为热，不渴为虚。素有疝气否有疝气宜兼疏肝，不可妄用升提及动气之剂。阴强否？阴强有火，阴痿无火。素有便血否有痔漏否有便血痔漏，不可通用燥药。有疥疮否有疮疥忌发汗，宜兼清热养血舒气。素有梦遗白浊否有遗浊则为阴精虚，不可轻易汗下。有寒热否寒热有间否无间为外感，有间为内伤，昼寒夜热为阴虚火动。有汗否外感有汗为伤风，无汗为伤寒，杂症为阳虚。有盗汗否睡中出汗，外感为半表半里，内伤阴虚有火。浑身骨节痛否外感内邪居表分，内伤为血气不周，重痛而挟湿。误服药否误药则气血乱而经络杂①，急病随而调解。妇人经调否或差前为血热，差后血虚，或当临经时有外感，尽则散，不可妄药，以致有犯血海。有癥瘕否腰痛潮热而一块结实者，则为癥瘕。经闭否潮热否？有咳泻有失血有白带否能饮食否能饮食则血易调，而诸证自除。食减少瘦者危。有孕能动否腹中有一块结实能动者，而无腹痛潮热等证，有孕。按无一块结实者为气病，其经水一时渗下。产后有寒热否？有腹痛否有汗喘否有咳否寒热多为外感。腹痛多为瘀血，或食积滞。有汗单潮为气大虚。咳嗽喘为瘀血入肺，此症难治。以上种种问法，实为活人之捷径也。若以此尽古人"问而知之之谓工"，尤未善，何也？以百病有病名，有病因。如发热咳嗽，泻痢诸痛，俱病名也。寒热暑湿及劳倦饮食痰火，皆病因也。即如咳嗽一证，有因风、因寒、因暑、因湿、因劳倦、因饮食、因七情、因痰、因火者，致病之源不一，讵可以

---

① 杂：原脱，据《医学入门》补。

一方药概治哉？临证之际，能舍病名而求病因，则得之矣。丹溪先生名擅千古，亦不过于每证之中，分出风、寒、暑、湿、劳倦、饮食、七情、痰、火，随因调治而已。是岂有异人之目洞见脏腑者乎？亦惟问其证以知之也。然予曷人斯，敢参末议，但愿学者因风治风，因寒即驱寒，因暑即清暑，因劳倦即温补，因饮食即消导，不执于病名。每固执一定医其庶几矣乎。

切　诊

脉理渊深，自《素问》《灵枢》而下发挥者，代有其人。如华佗之《脉经》①，张及②之《手诀》，刘元宾《日须知》③，刘开④《举要》，李希范之《脉髓》⑤，傅滋之《权舆》⑥，赵继

---

① 华佗之《脉经》：《医籍考·诊法一》载有："华氏（陀）《观形察色并三部脉经》隋志一卷。佚。"

② 张及："及"原作"反"。据《宋史艺文志·卷六》"张及《脉经手诀》一卷。王善注"改。

③ 日须知：《医籍考·诊法一》载有："刘氏（元宾）《脉诀机要》宋志三卷。未见。"《医籍考·诊法二》载有："刘氏（元宾）《脉要新括》，国史经籍志作《脉要秘括》。宋志二卷。存。"李时珍《濒湖脉学·考证诸书目》载有："《诊脉须知》刘元宾。"

④ 刘开："开"原作"三"，咸丰本作"示"。《医籍考·诊法二》载有："《南康府志》曰：刘开，字立之……著有《方脉举要》。"

⑤ 李希范：原作"李范希"，据李时珍《濒湖脉学·考证诸书目》"《李希范脉髓》"改。

⑥ 傅滋之权舆：原作"博"。舆：原作"与"。据李时珍《濒湖脉学·考证诸书目》"《医学权舆》傅滋"改。

宗①之《精要》，伯仁之《枢要》②，黎氏寿之《精要》③，通真子④之《新括》，萧世基之《脉粹》⑤，朱丹溪之《图说》⑥，李东垣之《发明》⑦，皆能表章《灵》《素》，深适奥突者也。惜乎各执一见，批瑕互出。约者多所掛漏，繁者不胜浏览。独《诀》一书，乃宋高杨先生⑧杜撰，假托王叔和之名。且语多蒙混，辞语鄙俚，又被俗子妄注，世医家传户诵，迄皓首⑨而脉理竟昧。幸戴同父⑩刊其语，王世⑪相、戴起宗、钱溥⑫、滑寿等力斥。奈何积弊已深，而习者恬而不知改。余久欲合编诸家长，以正《脉诀》之不可用，自感行鄙力微，不足鸣世，于甲午夏，偶得《脉学》一帙⑬，乃楚濒湖李先生所作也。余翻阅之，皆集诸家之长，辟《脉诀》之谬。余展读之，胸次豁然，

① 宗：原作"精"。据李时珍《濒湖脉学·考证诸书目》"《儒医精要》赵继宗"改。

② 枢要：即滑寿《诊家枢要》。滑寿，字伯仁，晚号樱宁生，元代医学家。

③ 精要：李时珍《濒湖脉学·考证诸书目》有"《决脉精要》黎氏寿"。

④ 通真子：即刘元宾。《幼幼新书·近世方书第十四》："刘元宾，字子仪，号通真子。著邵州郡邵阳县簿。"

⑤ 脉粹：李时珍《濒湖脉学·考证诸书目》有"《萧世基脉粹》"。

⑥ 图说：李时珍《濒湖脉学·考证诸书目》有"《脉诀图说》朱丹溪"。

⑦ 发明：即《医学发明》。

⑧ 高杨先生：诸本同。疑为"高阳生"之误。

⑨ 皓（hào 号）首：指老年，又称"白首"。

⑩ 戴同父：即戴启宗，字同父，金陵人。元代医家。撰有《脉诀刊误》，以纠俗传《脉诀》之误，流行颇广。

⑪ 世：原脱。据李时珍《濒湖脉学·脉诀考证》"河东王世相曰：……五代高阳生着脉诀，假叔和之名"补。

⑫ 钱溥：李时珍《濒湖脉学·脉诀考证》载有："云间钱溥曰：……《脉诀》行，而医经之理遂微……"

⑬ 帙（zhì 制）：量词，用于装套的线装书。

喜见先得我心之同。然因参补胃气诸说以发明之，总欲为二三子计，非以之举也。至如李士材之《心参》①，参崔紫虚之《举要》②，皆发前人之未备，采附于后，俾便于记诵。更为节其冗繁，改其浮辞，庶几乎窥见一斑，为初几之便云尔。然此特四诊之末，谓之巧者而已，学者欲会其全，非备四诊不可。若以此自足，亦自画矣。此《脉诀》力微未刊，有志于医者，不可不知《脉诀》之优劣，若知脉者，宜细心切之可也。

正面之图

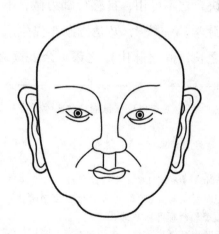

左腮属肝经，其色青者为顺，白者为逆。

右腮属肺经，其色白者为顺，赤者为逆。

额上属心经，其色赤者为顺，黑者为逆。

鼻准属脾经，其色黄者为顺，青者为逆。

---

① 心参：指李中梓（士材）《医宗必读·卷二·脉法心参》篇。
② 举要：即崔紫虚《四言举要》。崔嘉彦，字希范，号紫虚、紫虚道人，人称"崔真人"，撰《崔真人脉决》（又名《崔氏脉诀》）。明代李时珍之父李言闻加以删订，易名《四言举要》。

颏下属肾经，其色黑者为顺，黄者为逆。

五脏六腑病形验法施治

病形出《寿世传真》，施治出《丹台玉案》

心　脏

形如未开莲蕊，中有七孔三毛，位居背脊第五椎，各脏皆有系附于心。

属子午少阴君火，旺于夏四五月。色主赤，苦味入心，外通窍于舌，出汗液为汗，在七情主忧乐，在身主血脉，所藏者神，所恶者热。面色赤者，心热也。好食苦者，心不足也。怔忡善忘者，心虚也。心有病，舌焦苦，喉干不知五味，无故烦躁，口生疮作臭，手心足心热。

补　枣仁　麦冬　远志　山药　当归　天竺黄

泻　贝母　元胡　黄连　木香

温　藿香　石菖蒲

凉　竹叶　牛黄　朱砂　连翘　犀角

引经　独活　细辛

肝　脏

形如悬瓠①，七叶，左三右四，位居背脊第九椎，乃背中间脊骨第九节也。

属巳亥厥阴风木，旺于春正二月。色主青，酸味入肝，外通窍于目，出汗液为泪，在七情主怒，在身主筋与爪，所统者血，所藏者魂，所恶者风。肝有病，眼生蒙翳，两眼角赤痒，

---

① 瓠（hù 户）：一年生草本植物，爬蔓，夏开白花，果实长圆形，嫩时可吃。

流冷泪，眼下青，转筋，昏睡，善恐如人将捕之。面色青者，肝盛也。好食酸者，肝不足也。多怯者，肝虚也。多怒者，肝实也。

补　木瓜　阿胶　苡仁

泻　青皮　芍药　柴胡　青黛

温　木香　肉桂　吴萸

凉　甘菊　车前子　黄连　胆草

引经　柴胡本经　川芎行上　青皮行下

脾　脏

形如镰刀，附于胃，运动磨消胃内之谷。

属辰戌丑未太阴湿土，旺于四季月。色主黄，甘味入脾，外通窍于口，出汁液为涎，在七情主思虑，在身主肌肉，所藏者志，所恶者湿。面色黄者，脾弱也。好食甜者，脾不足也。脾有病，口淡不思食，多涎，肌肉消瘦。

补　人参　白术　箭芪　莲米　芡实　陈皮　扁豆　甘草　山药　苍术

泻　枳实　青皮　石膏

温　丁香　藿香　胡椒　良姜　附子　官桂　吴茱萸

凉　滑石　元明粉

引经　升麻　白芍

肺　脏

形如悬磬，六叶两耳，共八叶。上有气管，通至喉间。位居极上，附背脊第三椎，为五脏之华盖。

属太阴庚金，旺于秋七八月。色主白，辛味入肺，外通窍于鼻，出汁液为涕，在七情主喜，在身主皮毛，所统者气，所藏者魄，所恶者寒。面色淡白，无血色者，肺枯也。右颊赤者，肺热也。气短者，肺虚也。背心畏寒者，有邪也。肺有病，咳嗽气逆，鼻塞不知香臭，多流清涕，皮肤燥痒。

补 人参 箭芪 五味 山药 紫菀 茯苓 百部 麦冬 阿胶

泻 防风 葶苈 桑皮 枳壳 泽泻 苏子

温 干姜 生姜 款冬花 木香 白豆蔻

凉 沙参 元参 天冬 贝母 桔梗 瓜蒌仁 枯芩 马铃 山栀 人溺

引经 葱白 升麻 白芷

肾 脏

形如刀豆，有两枚，一左一右。中为命门，乃男子藏精、女子系胞处也。位居下背脊第十四椎，对脐附腰。

属少阴阳水，旺于冬十、十一月。色主黑，咸味入肾，外通窍于耳，出汁液为津唾，在七情主欲，在身主骨与齿，所藏者精，所恶者燥。面色黑悴者，肾竭也。齿动而疼者，肾火也。耳闭耳鸣者，肾虚也。目睛内瞳子昏者，肾亏也。阳事痿而不举者，肾弱也。肾有病，腰中痛，膝冷，脚疼或痹，蹲起发昏，体重骨酸，脐下动风牵痛，腰低屈难伸。

补 芡实 熟地黄 龙骨 虎骨 牡蛎 桑螵蛸 龟板 淮山药 锁阳 五味 枸杞 枣皮 牛膝 杜仲

泻 泽泻 知母

温 附子 肉桂 故纸 膃肭脐 鹿茸 沉香

凉 黄柏 知母 丹皮 地骨皮

引经 独活 肉桂

胆　腑

属寅申少阳相火。胆在肝子短叶间，藏精汁三合①，状如瓶。

补　龙胆草　木通

泻　青皮　柴胡

温　半夏　生姜　陈皮　川芎

凉　黄连　竹茹

引经　川芎上行　柴胡本经　青皮下行

胃　腑

属卯酉阳明燥金。上口为贲门，五谷之精气从此②。水谷气血之海也。是经常多气多血。《难经》③曰：胃重二斤一两，辰时气血注于胃。下即小肠之上口，名幽门。

补　白术　莲子　芡实　陈皮　扁豆　箭芪　山药　半夏百合　苍术

泻　枳实　朴硝　大黄

温　藿香　厚朴　益智　丁香　吴茱萸　草豆蔻　白豆蔻肉豆蔻　良姜　干姜　生姜　香附　木香　胡椒

凉　滑石　石膏　石斛　黄连　黄芩　天花粉　山栀　连翘　葛根　竹茹　知母　元胡

引经　升麻　白芷　葛根上行　石膏下行

①　合：《汉书·律历志》："量者，龠（yuè）、合、升、斗、斛也。所以量多少也。本起于黄钟之龠…二龠为合，十合为升，十升为斗，十斗为斛。"

②　此："此"字后疑有脱文。《类经图翼·胃图》有"胃之上口，名曰贲门，饮食之精气，从此上输于脾肺，宣播于诸脉"。

③　难经：语本《难经·第四十二难》。

大肠腑

属阳明经。当脐右，回叠积十六曲。上口即小肠下口也。下接直肠，为肛门谷道，即后阴也。

补　牡蛎　肉豆蔻　诃子　五倍子　龙骨　莲子　粟壳

泻　枳壳　桃仁　麻仁　芒硝　大黄　槟榔　石斛　油当归

温　干姜　肉桂　吴茱萸

凉①　槐花　地榆　通大海

引经　葛根　白芷　升麻上行　石膏下行

小肠腑

左回叠积十六曲。小肠上口，胃下口也。小肠下口，大肠上口。属丁火。

补　牡蛎　石斛

泻　荔枝子　小蓟头　前仁　滑石　木通

温　小茴　大茴　乌药　泽泻

凉　黄芩　天花粉

引经　藁本　羌活行上　黄柏行下

膀胱腑

属辰戌太阳寒水。上系小肠。津溺由小肠下焦渗入，下联前阴。

补　橘核　菖蒲　龙骨　续断　益智仁　荔枝核

泻　芒硝　滑石　泽泻　车前子

温　茴香　乌药

---

①　凉：《丹台玉案·大肠腑形图》凉下作：槐花条芩。

凉　生地　甘草梢　黄柏

引经　藁本　羌活行上　黄柏行下

十二经络

惟三焦独无图者。上焦如雾，中焦如沤，下焦如渎，有象无质，即上中下三部脏腑空处是也。属无根火。

补　箭芪　甘草　益智仁

泻　泽泻　元参

温　附子

凉　石膏　地骨皮

引经　柴胡　川芎行上　青皮行下

传经掌诀

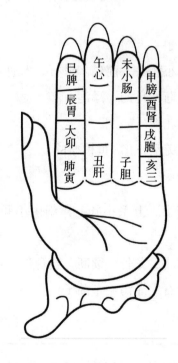

传经口诀，从寅肺顺起。

寅肺卯大胃辰经，巳脾午心小未行，申膀酉肾戌胞胳①，亥三子胆丑肝寻。

五脏传病之图

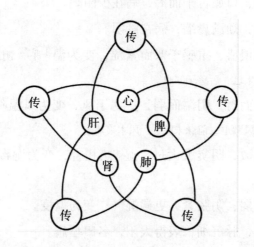

心病传肺，肺病传肝，肝病传脾，脾传肾，肾传心，心复传肺。七传者死，谓克传其所胜也。

心病传脾，脾病传肺，肺传肾，肾传肝，肝又传心。间脏者生，谓之母传其子也。

伤 寒

脉阳浮而阴弱，谓之伤风。邪在六经俱弦加之。阳浮卫中风也，阴弱荣气弱也。风伤阳故浮虚。

脉浮紧而无汗，谓之伤寒。寒伤荣，荣实则卫虚。阳脉紧，邪在上焦，主欲吐也。

---

① 胳：诸本同，疑作"络"。

脉浮，头项痛，腰脊强，病在太阳。

脉长，身热，鼻干，目疼，不得卧，病在阳明。

脉弦，胸胁痛，耳聋，往来寒热，病在少阳。

脉沉细，咽干，腹满自利，病在太阴。

脉微缓，口燥舌干而渴，病在少阴。

脉沉涩，烦满囊缩，病在厥阴。

脉阴阳俱盛，重感于寒而紧涩，变为温①疟。阴阳紧盛，伤寒之脉，前病热未已，后感于寒也。

脉阳浮而滑，阴濡而弱，更遇于风，变为风温②。阳脉浮滑，阴脉濡弱，皆风脉也，前脉未除③，风木乘热也。

脉阳洪数，阴实大太过，湿④热相合，变为湿毒。洪数实大，皆两热相合也。

脉阳濡弱，阴弦紧，更遇湿气，变为瘟疫。

病发热，脉沉细，表得太阳，名曰痉病。

病太阳，关节疼痛而烦，脉沉细，名曰湿痹。

病太阳，身热疼痛，脉微弱弦芤，名曰中暍。

若发汗已，身灼热⑤，名曰风温⑥。风温⑦为病，脉阴阳⑧俱浮，自汗出，身重，多眠睡，鼾，语难，小便不利。更被其下，若火者，散发黄色。剧者，则惊痫，时瘛疭，色如火薰则死。

---

① 温：原作"湿"，据《寿世保元·伤寒》改。

② 温：原作"湿"，据《寿世保元·伤寒》改。

③ 除：原作"阴"，据《寿世保元·伤寒》改。

④ 湿：《古今医统大全·伤寒门》作"温"，义胜。

⑤ 灼热："灼"字后原衍"燃"字，据《伤寒论·辨太阳病脉证并治》删。

⑥ 温：原作"湿"，据《伤寒论·辨太阳病脉证并治上》改。

⑦ 温：原作"湿"，据《伤寒论·辨太阳病脉证并治上》改。

⑧ 阳：原脱，据《寿世保元·伤寒》补。

脉沉细而疾，身凉四肢冷，烦躁不欲水，狂闷，名曰阳厥。伤寒热盛。脉浮大者生，沉小者死。已汗沉小者生，大者死。

脉　歌

伤寒伤风何以判，寒脉紧涩风浮缓；

伤寒恶寒风恶风，伤风自汗寒无汗；

阳属膀胱并胃胆，阴居脾肾更连肝；

浮长弦细沉微缓，脉症先将表里看；

阴病见阳脉者生，阳病见阴脉者死。

伤寒总论

出《寿世保元》

夫伤寒者，乃大病也。生死反掌之间，要随机应变而治之也。

盖伤寒发热恶寒，腰痛脊强，则知病在太阳经也。

身热目痛，鼻干，不得眠，则知病在阳明经也。

胸胁痛，耳聋，口苦，舌干，往来寒热而呕，则知病在少阳经也。

腹满咽干，手足自温，或自利不渴，或腹满时痛，则知病在太阴经也。

烦满囊缩，则知病在厥阴经也。

引衣蜷卧，恶寒，或舌干口燥，则知病在少阴经也。

潮热自汗，谵语发渴，不恶寒反恶热，揭去衣被，扬手掷足，或发黄斑，狂乱，五六日不大便，则知病在正阳明胃腑也。

设若脉证不明，误用麻黄，令人汗多亡阳；误用承气，令人大便不禁；误用姜附，令人失血发狂。正为寒凉耗其胃气，辛热损其汗液，燥热助其邪热。庸医杀人，莫此为甚。

伤寒之邪，实无定体，或入阳经气分，则太阳为首，其脉必浮，轻手便得。或入阴经血分，则少阴为先，其脉必沉，重手乃得。浮而有力无力，是知表之虚实；沉而有力无力，是知里之寒热；中而有力无力，是知表里缓急。脉有浮沉虚实，证乃传变不常。

治疗之法，先分表里、虚实、阴阳、寒热、标本。先病为本，次病为标。先以治其急者，此为第一义也。问证以知其外，察脉以知其内，全在"活法"二字。不可拘于日数，但见太阳症在，直攻太阳；但见少阴症在，直攻少阴；但见真寒，直攻真寒；但见一二症，且便作主张，不必悉具当何如处，此为"活法"。若同而异者明之，似是而非者辨之，在表者汗之散之，在里者下之利之，在上者因而越之，下陷者升而举之，从乎中者和解之，直中阴经者温补之。若解表不可攻里，日数虽多，但有表症而脉浮者，尚宜发散，此事不明，攻之为逆。经①云：一逆尚引日，再逆促命期。若表症解而里症存者，不可攻表。日数少，但有里热，而脉沉实者，急当下之。此事不明，祸如反掌。

经云：邪热未除，复加燥热，如抱薪积火矣。如直中阴经，真寒证，然无热恶寒不渴，宜温补，切忌寒凉。此事不明，杀人甚速。阴症似阳症者，温之。阳症似阴症者，下之。阳毒者，分轻重下之。阴毒者，分缓急温之。阳狂者，下之。阴厥者，温之。温热发黄者，利之下之。血证发黄者，清之下之。谵语者，下之温之。痞满者，消之泻之。结胸者②，解之下之。太

---

① 经：本处指《伤寒论》。语见《伤寒论·辨太阳病脉证并治上》。

② 者：原作"中"，据《寿世保元·伤寒》改。

阳证似少阴者，温之。少阴证似太阳者，汗之。衄血者，解之止之。发喘者，汗之下之。咳嗽者，利之解之。正伤寒者大汗之，大下之。感冒寒者，微汗之，微下之。劳力感寒者，温之散之。温热病者，微解之，大下之。此经常之大法也。有病一经，而用热药寒药之不同。如少阴证，有用白虎汤、四逆散之寒药者，少阴证有用四逆汤、真武汤之热药者。庸俗狐疑，讵能措手哉。呜呼，能察其伤寒之证名，而得其伤寒之方脉，如此亲切，乃为良医。是知寒药治少阴，乃传经里热也。热药治少阴，乃直中真寒也。辨脉定经，识证用药，真知其为表也而汗之，真知其为里热而下之，真知其为直中阴经而温之。如此而汗如彼而下，又如彼而温，麻黄、承气投之不瘥，姜附、理中用之必当，病奚逃乎？然必须分轻重缓急、老少虚实、久病新发、妇人胎产、室女经水。大凡有临产而伤寒者，与男子伤寒治法不同，若无胎产，治亦相同。妇人室女，经水适来适断，寒热似疟者，即是热入血室，但当和解表里。久病者，过经不解，坏证也。新发者，始病也。老者血气衰，少者血气壮。缓者病之轻也，急者病之重也。寒药热服，热药凉服，中和之剂温而服之。战汗分四证，要知邪正盛衰，类伤寒四证，照常例而治之也，学者宜究心焉。

伤寒阴证阳证论及辩李子建《伤寒十劝》之害

出《景岳全书》①

天地间，死生消长之道，惟阴阳二气尽之。而人力挽回之权，亦惟阴阳二字尽之。至于伤寒一证，则尤切于此，不可

---

① 出景岳全书：出《景岳全书·伤寒典上》。

忽也。

第伤寒之阴证阳证，其义有二。所谓二者，曰：经有阴阳，证有阴阳也。经有阴阳，则三阳为阳证，三阴为阴证。证有阴阳，则实热为阳证，虚寒为阴证。凡经之阴阳，则有寒有热，故阳经亦有阴证，阴经亦有阳证。证之阴阳，则有假有真，故发热亦有阴证，厥逆亦有阳证。此经自经，而证自证，乃伤寒中最要之纲领，不可混也。而今之医流，多不明此，故每致混指阴阳，肆行克伐，杀人于反掌之间，而终身不悟，深为可恨。原其由，然非无所本，盖本于李子建之《伤寒十劝》。

《十劝》之中，惟八劝曰：病已在里，不可发汗。九劝曰：饮水不可过多。十劝曰：病后当忌饮食房劳。凡此三者，皆为得理，然亦人皆知之，无待其为劝矣。此外七劝，则悉忌温补。

如一劝云：伤寒头痛及身热，便是阳证，不可服热药。若此一说，乃悉以阳经之表病，认为内热之阳证，治以寒凉，必杀人矣。观仲景治太阳经，伤寒头痛，发热无汗者，用麻黄汤。头痛发热，汗出恶风者，用桂枝汤。太阳病，发热头痛，脉反沉，身体疼痛者，当救其里，用四逆汤。阳明病，脉浮无汗而喘者，出汗则愈，宜麻黄汤。凡此之类，岂非皆用热药以治阳经之头疼发热乎？且凡寒邪之感人，必先入三阳之表，所以为头疼发热等证，使于此时能用温散，则浅而且易。故岐伯曰：发表不远热。是诚神圣传心之旨。惟仲景知之，故能用温散如此，是岂果阳经之病便是阳证耶？经证不明而戒用温热，最妄之谈，此其一也。

又二劝曰：伤寒必须直攻毒气，不可补益。若据此说，则凡是伤寒，尽皆实证，而必无虚证矣。何岐伯曰：邪之所凑，其气必虚。又曰：寒则真气去，去则虚，虚则寒，搏于皮肤之间。又观仲景论伤寒之虚证、虚脉及不可汗吐下者，凡百十余条。此外如东垣、丹溪、陶节庵①辈，所用补中益气、回阳返本、温经益元等汤，则其宜否温补，概可知矣。矧今之人，凡以劳倦七情，色欲过度，及天禀薄弱之流，十居七八。使以此辈，一旦因虚感邪，若但知直攻毒气，而不顾元阳，则寇未逐而主先伤，鼠未投而器先破，顾可直攻无忌乎？凡受斯害，死者多矣。妄谈之甚，此其二也。

又三劝曰：伤寒不思饮食，不可服温脾胃药。据此一说，则凡见伤寒不食者，皆是实热证。而何以仲景有曰：阳明病，不能食，攻其热必哕，所以然者，胃中虚冷故也。又曰：病人脉数，数为热，当消谷引饮而反吐者，以其发汗，令阳气微，膈气虚，脉乃数也，数为客热，不能消谷，以胃中虚冷故也。又曰：食谷欲呕者，属阳明也，吴茱萸汤主之。若此之类，岂非皆寒证之宜温者耶。但伤寒之热证固不能食，而寒证之不食者尤多。以中寒而不温脾，则元阳必脱而死矣。此妄谈之三也。

又四劝曰：伤寒腹痛，痛亦有热证，不可轻服温暖药。据所云，亦有热证，则寒证居多矣。寒痛即多，则何不曰不可轻服寒凉药，而特以温暖为禁者何也？独不见仲景之治腹痛，有用真武汤者，有用通脉四逆汤者，有用四逆散加附子者。有曰手足厥冷，小腹满，按之痛者，此冷结膀胱关元也。使以此证而亦忌温暖，则寒在阴分能无弊乎？此妄谈之四也。

再如五劝之伤寒自利，不可例服补药暖药止泻药，六劝之

———

① 陶节庵：即陶华。字尚文，号节庵、节庵道人，明代医家。撰有《伤寒六书》。

禁用艾火，七劝之手足厥冷不可例作阴证等说，总属禁热之谈，余亦不屑与之多辨，第拓取圣贤成法，明哲格言，再悉于此，用救将来，是诚今日之急务也。因详考仲景《伤寒论》见其所列三百九十七法，而脉证之虚寒者，一百有余。一百一十三方，而用人参者二十、用桂附者五十有余。李东垣曰：实火宜泻，虚火宜补。又薛立斋曰：大凡元气虚弱而发热者，皆内真寒而外假热也。凡若此者，岂皆余之杜撰耶？岂子建诸人一无所见耶？若无所见，胡可妄言？若有所见，胡敢妄言？今观彼十劝之中，凡禁用温补者居其八九，而绝无一言戒及寒凉，果何意哉。因致末学认为圣经，遂悉以阴证作阳证，悉以虚证作实证，但知凉泻之一长，尽忘虚寒之大害。夫生民元气足者其几，能堪此潜消暗剥之大盗乎？嗟！嗟！何物匪才，敢言十劝，既不能搜罗训典，明析阴阳，又不能揣摩实虚，原终要始，总弗求阳德之亨，全不识冰霜之至。后学者多被所愚，致造终身之孽，无辜者阴受其戮，讵思冤魄可怜。

余言及此，能不转慈悲为愤怒，借笔削①为箴规②，独思深诋先辈，岂出本心？亦以目击多艰，难胜呜咽，实亦有为而云然。盖以久感之余，复有所触，适一契姻③，向以中年过劳，因患劳倦发热，余为速救其本，已将复元，忽遭子建之徒，坚执十劝以相抗，昧者见其发热，反为左袒④，不数剂，而遂以

---

① 笔削：指著述。笔，书写记录；削，删改时用刀削刮简牍。

② 箴规：劝戒规谏。

③ 契姻：即姻契。有姻眷之意。与婚姻有关的一种亲属关系。

④ 左袒：偏护之意。汉高祖刘邦死后，吕后擅政，大封吕姓以培植势力。吕后死，太尉周勃谋诛诸吕，行令军中说："为吕氏右袒，为刘氏左袒。"军中皆左袒。事见《史记·吕太后本纪》《孝文本纪》。后因以称偏护一方为左袒。

有生之徒置之死地。因并往日见闻，倍加伤惨，诚可痛可恨也！子建，子建，吾知多冤之积于尔者久矣。故悉此论，以解尔此后之冤孽，尔若有知，尚知感否？

伤寒金口诀歌

这伤寒，世罕稀，多少庸医莫能知。仲景石函节庵泄，千金不易伤寒秘。

方不同，法更异，四时伤寒各有例。惟有冬月正伤寒，不与春夏秋同治。发表实表两妙方，用在三冬无别治。

真伤寒，真中风，表实表虚各自中。表虚自汗脉浮缓，疏邪实表有奇功。表实无汗脉浮紧，升阳发表汗自松。

背恶寒，皆发热，头痛脊强一般说。俱属太阳膀胱经，有汗无汗须分别。有汗表虚无汗实，脉浮缓紧胸中别。

春夏秋，别有方，通用羌活冲和汤。春温夏热秋治湿，随时加减细斟量。病症与冬皆相似，浅深表里脉中详。

脉有浮，脉有沉，半浮半沉表里停。有力无力求虚实，或温或下细推寻。更有汗下吐三法，当施当设莫留停。

两感症，曰双传，一日太阳少阴连。肾与膀胱脉沉大，口干头痛是真原。二日阳明与太阴，沉长之脉脾胃兼。

目又痛，鼻又干，腹满自利不能安。三日少阳厥阴病，肝胆脉息见沉弦。耳聋胁痛囊踡缩，古人不治命由天。

陶节庵，泄漏方，不问阴阳两感伤。通用冲和灵宝饮，一服两解雪浇汤。更明表里多少病，治分先后细推详。

表病多，里病微，麻黄葛根汤最奇。表缓里急宜攻里，调胃承气急通之。寒中阴经口不干，身疼发热自下利。

脉沉细，又无力，回阳救急汤最的。都言两感无治法，谁知先后有消息。结胸症候分轻重，双解六一二方觅。

阳明症，不得眠，鼻干目痛是根源。柴葛解肌汤一剂，犹如渴急遇甘泉。耳聋胁痛半表里，柴胡双解立苏痓。

腹又痛，咽又干，桂枝大黄汤可镯。太阳发黄头有汗，茵陈当归汤独羡。无热自利是脏寒，加味理中汤最端。时行病症身大热，六神通解须当啜。小水不利导赤饮，下焦蓄血凭斯诀。一切下症并结胸，六一顺气分明说。

身有热，头无痛，面赤饮水不下咽。庸医误认为热症，岂知心火之上炎。自是戴阳多不晓，复元汤服得安然。

目如珠，眼似火，发斑狂叫误认我。病在三焦无人识，二黄石膏汤最可，发斑之症先咳呕，耳聋足冷定无他。

休发汗，愈斑烂，消斑青黛饮莫慢。劳力感寒症又异，调荣养卫金不换。内感气血外感寒，莫与伤寒一例看。

身出汗，热又渴，如神白虎汤最确。食积症，类伤寒，发热不恶寒，呕逆身不痛，头痛休逆痰，只用加味调中饮，气口紧盛休变延。

小水利，大便黑，桃仁承气对君说。热邪传里蓄血症，血热自利病安贴。吐血衄血另有方，生地芩连汤最切。

阴隔阳，难辨详，阴极发厥面戴阳。欲赴井中脉无力，急救回阳返本汤。水不下咽瘀血症，加减犀角地黄汤。

真中寒，真厥症，回阳救急汤连进。阳毒发斑脉洪数，三黄巨胜汤之症。原无热，精采不与人相摄，热结膀胱休误下，桂枝饮子真奇绝。心下硬痛利清水，热结利症医莫测。

又谵语，又作渴，身热黄龙汤莫撮。口噤摇头名痉痓，如圣饮内抽添诀。瘥后昏沉百合病，柴胡百合汤休越。

亡阳症，过汗多，头痛振振病不和。筋惕肉瞤虚太甚，温经益元汤最和。男女劳复阴阳易，逍遥汤治脉沉疴。脚气症类伤寒，禁用补剂与汤丸。暑中身热寒中冷，浮风湿热脉之端。便闭呕逆难伸屈，加味续命汤保全。

撮空症，仔细认，休认风症误人命。循衣摸床为症验，又手摸胸不识人。只因汗热相伤肺，升阳散火效如神。睡觉中，忽言语，梦寐昏昏神不主。汤粥与之虽吞咽，形如中酒多不举。心火克肺越经症，泻心导赤汤急取。

身热渴，不头疼，神思昏昏乱语言。小水不利大便黑，误投凉药丧黄泉。病传心肺夹血症，当归活血汤最玄。

夹痰症，类伤寒，寒热昏迷头又眩。涎出口中为症验，七情内损伤其元。神出舍空乱语言，加味导痰汤可增。大头病是天行，项肿恶寒热并煎。一剂芩连消毒饮，痰饮喉痹尽安痊。此是先贤千古秘，不是知音莫浪传。

出汗良法

严冬伤寒，不得汗出，宜姜葱各半斤，煎汤一斛，倾大盆中，用小板一块横加盆上，令患人坐卧其上蒸之，外以席被围定，露其口鼻，外可进发汗药。

病人用大指掐在中指中节，紧掐莫放，十指俱屈，合掌夹在两大腿中，紧紧住坐，待良久，汗自出。

用发表药汗不出，将苏叶煎汤，以器盛之，置于被内两膝下薰之。

又法，用姜渣绵裹，周身擦之，其汗自出。

伤寒连日不出汗，昏睡不省，身热语乱，此汗不得出也。

用滚水一大茶壶，布包，放在病人脚下踏①之，一时汗自下而上，其病自愈。

伤寒不得汗出，用樟树白皮捣烂炒热，绢中包络②浑身上，一时③热汗出即愈。

伤寒发热，头疼身痛，用生姜、连须葱、淡豆豉等分，共捣烂为饼，搭脐上，帛紧勒，汗自出而已。王景明传。

伤寒无汗，或日久汗不出者，用甜梨一个，生姜一块，同捣为汁，再入童便一碗，重汤④煮热，服之即汗。

伤寒单潮发热无汗，五七日不大便，死在须臾，以桃仁承气汤打下硬粪如石，二次即出大汗而已。后以温胆汤二剂，调理而安。

治伤寒发热头痛，亦治感冒。生姜一块，核桃七个打碎连壳，葱白连须七根，茶叶一撮。上水三碗，煎热服，被盖出汗。

论伤寒昏迷不省人事，以皂荚纸燃烟入鼻，有嚏可治，无则不治，肺气上绝也。可治者，随用皂荚、半夏、生白矾共一钱五分，为末，入姜汁调服，探吐，痰去苏醒为效。

汗出不止，将病人发按在水盆中，足冷于外，用炒麦麸皮、糯米粉、龙骨、牡蛎煅为末，和匀，周身扑之，其汗自止。

脉诀捷要

选录脉之大概，有志于医者可宗《濒湖》二十七脉

---

① 踏：原作"沓"，据上下文义改。
② 络：《寿世保元·伤寒·出汗良法》作"烙"。
③ 时：原脱，据《寿世保元·伤寒·出汗良法》补。
④ 重（zhòng）汤：隔水蒸煮。

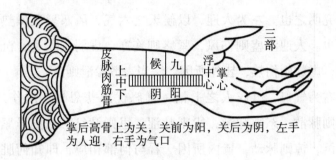

掌后高骨上为关，关前为阳，关后为阴，左手为人迎，右手为气口

学诊例

上候浮　初下指与皮毛相得者，为肺之部。

中候中　轻按之与血脉相得者，为胃之部。

下候沉　重按之与筋骨相得者，为肾之部。

寸关尺所主脏腑歌

左心肝肾，右肺脾命。

左心小肠肝胆肾外候喉中，内候膻中，右肺大肠脾胃命内候膈中。

心与小肠居左寸内候肠中，肝胆同归左关定。

肾脉元在左尺中内候胃中，外候至头，却与膀胱腑相应内候胃脘。

肺与大肠居右寸内候命门腰下，脾胃脉从右关认。

心包右尺配三焦，此是医家真要领。

论分按人迎气口左右说

《脉赞》曰：关前一分，人命之主。左为人迎，右为气口。神门决断，两在关后。故曰：人迎紧盛则伤于寒，气口紧盛则伤于食。此人迎气口所以为内伤外感之辩。学医之士，岂不深察而究明之也。左为人迎，以候天之六气，风寒暑湿燥热之外感者也。人迎浮盛则伤风，紧盛则伤寒，虚弱则伤暑，沉细则伤湿，虚数则伤热，皆外所因。法当表散渗泄则愈。

右为气口，以候人之七情，喜怒忧思悲恐惊，内伤之邪。其喜则脉散，怒则脉激，忧则脉涩，思则脉结，悲则脉紧，恐则脉沉，惊则脉动，皆内所因。看与何部相应，即知何脏何经受病，方乃不失病机。法当温顺以消平之。其余诊按表里，名义情状，姑如后说。但经所述，谓神者脉之主，脉者血之府，气者神之御。脉者，气之使，长则气治，短则气病，数则烦心，大则病进。文藻虽雅，义理难明。动静之辞，有博有约。博则二十四字，不滥丝毫；约则浮沉迟数，总括纲纪，辞理粲然。浮为风为虚，沉为湿为实，迟为寒为冷，数为热为燥。风湿寒热属于外，虚实冷燥属于内。内外既分，一因须别，学者宜详览不可惮烦也。

诊脉三要

滑伯仁曰：诊脉之要有三，一曰举，二曰按，三曰寻。轻手得之曰举，重手取之曰按，不轻不重，委屈求之曰寻。初持脉，轻手候之，脉见皮毛之间者，阳也，腑也，亦心肺之应也。重手按之，脉伏于肉下者，阴也，脏也，亦肝肾之应也。不轻不重而取之，其脉应乎血肉之间者，阴阳相适，中和之应，脾胃之候也。若浮中沉之不见，则委曲而求之，若隐若见，则阴阳候匿之脉也，六脉皆然。

四脉总诀

浮脉属阳

举指轻按得之曰浮，如水上漂木，如捻葱叶。

浮而有力为洪，浮而无力为芤，浮而长大为实。

浮脉主表，有力表实，无力表虚，浮迟中风。

浮数风热，浮紧风寒，浮缓风湿，浮虚伤暑，浮芤失血，浮洪虚热，浮散劳极。

沉脉属阴

举指重按得之曰沉，如棉裹沙，内刚外柔。

沉而有力为滑，沉而无力为弱，沉而似有似无为微，沉而至骨为伏，沉脉主里，有力里实，无力里虚，沉则为气，又主水蓄，沉迟痼冷，沉数内热，沉滑痰实，沉涩气郁，沉弱寒热，沉缓寒湿，沉紧冷痛，沉劳冷积。

迟脉属阴

举指半重，按之在内，一息三至为迟，去来极慢，阳不胜阴。

迟而有力为涩，迟而无力为濡，迟而似有似无为缓。

迟脉主脏，有力冷痛，无力虚痛，浮迟表寒，沉迟里寒。

数脉属阳

举指轻按而极急，一息六至曰数，阴微阳盛。

数而有力为弦，数而无力为紧。

数脉主腑，有力实火，无力虚火，浮数表热，沉数里热，气口数实肺痈，数虚肺痿。

寸关尺三部主病大概：寸脉主上焦头面之病，关部脉主中焦胸腹之病，尺部主下焦腰足之病。

诸脉主病捷要歌

浮风芤血滑多痰，实热弦邪邪，谓寒癖痰劳之类。劳则血气虚，肝不调而胃气弱，脉亦见弦。紧痛间。洪热微寒疑有积，微主虚寒，若其人形不甚虚，必主内在积聚，气血不得外扬。沉因气痛缓肤顽，语云：下指脉沉，便知是气，此沉脉之一端也，脉缓则气血不运而水积故主肤顽。涩则伤精阴血败，又闻迟冷伏格关即关格也。濡多自汗偏宜老，弱脉精虚骨体酸。长则气理短则病，细气少兮代气衰。促为热兮结为积，结为阴盛而阳不相入，内邪滞而为积。虚惊动搏散无回。虚乃气血俱虚，动亦阴阳虚衰乘搏之象。数则心烦大病进，牢坚革损亦奇哉。牢者坚凝之象，革者空虚之诊。

佛点头脉诀

寸浮头脑腰眼疼，沉细骨节疼满身。

女寸俱无月家病，关大大肠小泄淋。

脾胃无力不进食，肝肺浮于胃膈膨。

尺浮无力梦渺漠，尺大水火涩难行。

两尺紧数病起倒，六部沉紧腹中膨。

女人两尺沉细紧，半夜腹痛至五更。

人迎脉洪表而愈，气口脉大下而痊。

心数肾涩是痨瘵，此疾卢医救不生。

大抵迟缓病易瘥，急救如何得长生。

六脉俱安肝独小，明年立春见阎君。

五行克应论一般，此是神仙通天窍。

伤寒六日传一变，脉缓症退急瞑眩。

但以得病之日数，后有人说神仙见。

三部左寸脉浮紧，伤寒之症明若镜。

脾经浮紧也同途，六部皆实瘟毒盛。

脾脉同前是伤风，夹食伤风脾气同。

肺脉同前知是湿，肝脉浮紧疟来攻。

心脉浮散热伤暑，佛也点头真秘语。

六部乍长又乍短，大小不以为鬼祟。

女人尺脉微而细，闭经之症皆真的。

不然白滞下无时，小肠疼痛无休止。

忽然唇白两尺涩，行经过后无差感。

肝大肺小妊在身，肺大肝小妊不成。

眼见火星腰阵痛，产下孩儿片时辰。

人有千金用费穷，我有妙诀真难得。

心脉左寸洪大心家热，头昏脑闷血气结。

五心烦躁口唇焦，手足心热似火烧。

心脉微细主心虚，心悸心惊盗汗浸。

头脑昏沉多困倦，夜梦当在水边行。

肝脉左关洪大不纳血，背痛头眩疼左胁。

足酸手软眼赤色，行步昏暗防失跌。

肝脉微细四肢酸，胆冷肝枯气血寒。

头眩眼暗手足软，睡卧天阴脚转筋。

肝脉微细双眉皱，膨胀心胸口舌焦。

脚酸手软多气急，无情无意闷愁愁。

脾脉右关洪大心膨胀，饮食不思常欲睡。

头痛背疼呕酸心，食后伤寒原有病。

脾脉四季要平和，沉细茶饭不思多。

若还病人逢甲子，便是相形克性命。

肺脉右寸洪大心头紧，咳嗽风痰常壅盛，

头眩背疼脚酸软，行步气急口舌干。

肺家脉细肺家寒，闷闷忧愁口舌干。

手软脚酸多气急，咳嗽时时背上寒。

肾脉左尺洪大主腰痛，背痛筋强小腹膨。

膀胱暑热小便赤，喉干舌苦口无津。

肾脉微细下部虚，耳聋嘈嘈风再声。

脑痛腰疼双足肿，背卷盗汗却来侵。

命脉右尺洪大心头热，干渴三焦气壅结。

四肢倦怠少精神，脑闷头昏气不停。

命脉微细号平和，肾气不停呕吐多。

手足冷汗脾家弱，口淡无味不调和。

广珍子四页脉诀　终

新刊百句脉诀

亚拙王文选编辑

历来脉诀牛充栋，藩篱深奥理难穷。

且而辞繁难记意，学者如上万层崧。崧，大山而高也。

今陈要诀简而切，二十七脉各辨通。

掌后高骨上对关，关前为阳后阴同。

左寸属心小肠并，右寸肺与大肠宫。

左关肝胆司官膈，右关脾胃司腑中。

左尺肾位内候肠，右尺命门三焦通。

左为外感右内伤，虚实阴阳辨异同。

阳热宜泻阴温散，实则消下虚补中。

寸主上焦头面病，关主中焦腹之胸。男子左大为顺。

尺部下焦腰足疾，三部必须别雌雄。女子右大为顺。

体状一句主病一，细心切之宜从容。

熟读捷诀贵细审，字字须知有定宗。

○①浮按不足举有余，头痛痰热定主风。

●沉按筋骨举则无，水蓄气寒痛不通。

●迟脉一息刚三至，冷痛虚寒痰癥瘕。

○数来六至一呼吸，心火咳嗽秋更凶。

◉滑脉流利疾如珠，热痰气衰呕食壅。

●涩滞细迟往来难，伤精血痹痛在胸。

●虚脉迟大按之松，心惊营虚宜补中。

○实则浮沉有力坚，火郁积狂气填胸。

○长脉迢迢过本位，阳毒阳明颠痫侗。侗，无知也。

●短而缩缩细且难，伤酒血痞疼不通。

○洪如洪波去还衰，阳盛血虚相火攻。

●微似蛛丝容易断，恶寒劳极汗沟躬。

○紧同牵绳转索力，沉寒诸痛冷痰疯。

●缓脉四至往来调，脾虚项强湿与风。

◉芤则中空两旁实，积血崩痢并肠痈。

◉弦如弓弦端直紧，痰疟肝火痛肿矇。

●革脉弦芤按鼓皮，寒虚梦遗崩漏红。

◉牢脉沉伏弦长实，腹痛癥瘕失血凶。

●濡则浮细按须轻，自汗气衰精血空。

---

① ○：“○”为阳，“●”为阴，“◉”为阴中阳，“◉”为阳中阴，“◐”为半阴半阳。

●弱而沉细无力柔，阳虚阴衰精血镕。

●散漫无定至难齐，汗溢魂散心怔忡。

●伏按筋骨脉则动，食郁腹痛痰积胸。

◑动独关中如豆转，阴虚痛极心惊惚。松，川动貌。

●细脉应指如一丝，虚劳脱阴或耳眹。眹，耳有声也。

○促脉来数时一止，火病痰喘斑疽痈。痈，痛也。

●结脉来缓时一止，血凝积痰肿疝痛。

●代脉动止不复还，气衰痛痢痰积胸。

肝绝循刀责责意，心绝躁疾转豆同。

脾家脉绝如杯覆，筋绝无根波浮淙。

肾绝弹石如解索，命脉将绝虾游踪。

雀啄连来三五啄，屋漏半日一点同。

鱼翔似有一似无，虾游静中跳一踪。

弹石硬来寻即散，搭指散乱解索松。

更有金沸涌如泉，日占夕死定无容。

惟有太素分清浊，清则富贵浊贫穷。

流连困苦脉涩滞，荣耀兴家滑流通。

略举太素无病脉，但非其人诀难逢。

六部浮脉主病

浮脉为阳表病居，有力风热无力虚。

诊得心浮神不宁，语言错乱梦多惊。

肝家见此成瘫疾，肠癖则挛身更疼。

脾浮疟痢气喘曰，泄泻无度不进食。

肺浮喘咳大便风，面肿生疮吐血脓。

肾脉浮虚滞血多，齿牙疼痛背腰驼，

疮生足膝无多力，犹主风搏气不和。

六部沉脉主病

沉潜水蓄阴经病，大则积寒细虚精。

诊得心沉气滞衰，崩漏痰郁水不行。

咯血又兼留气结，夜多不寐日惺惺。

怒气伤肝肝脉沉，肋痛气疼眼睛昏。

沉来脾部成中满，吐泻身黄及不仁。

肺沉喘咳肺痈生，呕吐兼痰与失声。

肾脉若沉腰背痛，阴痿经闭腹膨膨。

六部迟脉主病

迟脉主寒脏多痰，细则寒滞大痛难。

心脉来迟小便频，怔忡呕苦及心疼。

肝迟七疝兼诸积，木气之伤痛在膺。

冷气伤脾脾脉迟，肠中雷响泻无时。

肺迟气痞寒痰盛，饮食难消气渐衰。

滑精不禁小便多，腿膝酸疼梦涉河。

及自觉来多有汗，都因迟脉肾家疴。

六部数脉主病

数脉为阳火病炎，实宜凉泻虚补元。

诊得心数发狂言，口舌生疮小便难。

头晕目眩风热盛，只因数脉见于肝。

脾数中消多嗜卧，胃翻口臭及齿瘅。

肺经脉数上焦热，咳吐痰腥大便难。

水竭阴消相火生，癃闭遗溺两相侵。

只因肾脉来至数，女子逢之或胎胀。

男女老少肥瘦切脉法

诊脉须从肥瘦来，肥人沉细瘦长浮。

小儿脉疾老人涩，矮促长疏又不作。

男子关前脉必充，女人尺脉定浮洪。

弦洪毛石分时序，四时和平胃气充。

四脉包含万病机，何须细细定脉名。

浮散沉无迟一点，数来无数命必终。

五运六气所属

五运者，金木水火土也。六气者，风寒暑湿燥火也。

十二经络所属分部歌

少阳三焦胆共属，太阳小肠膀胱符。

阳明大肠与胃经，此是三阳宜记熟。

少阴心经与肾经，太阴肺脾二位亲。

厥阴命门肝之属，正是三阴变须真。

上手下足。如三焦是手少阳，胆是足少阳，余仿此。

妇科调经脉诀

女子二七天癸至，调经察脉要分明。

两手尺脉皆沉伏，此病分明是闭经。

肝大肺小应有子，两尺不断滑方真。

心肾俱旺知是孕，肺大肝小孕不成。

左寸滑实为男脉，右尺沉滑女现形。

肝肺俱浮胸膈痛，两关沉紧腹中疼。

一月一行为经信，或前或后要留心。

先期而行为血热，后期而至是寒经。

经来疼痛为气滞，行后而痛气之虚。

其色黑者多实热，淡白而来痰所凝。

烟尘黄水血不足，紫色由来风邪侵。

行经之时宜慎重，若有忧郁血必停。

走于腰膝多疼痛，散在四肢则不仁。

停于血海生寒热，逆上冲心患战惊。

此为调经真妙诀，医人熟记信有灵。

摘录景岳独论①

脉义之见于诸家者备矣，及临诊则犹叹望洋。惟景岳"独"字精义，足以一贯。夫"独"之为义，有部位之"独"也，有脏气之"独"也，有脉体之"独"也。部位之"独"者，谓诸部无恙，惟此稍乖，乖处藏奸，此其"独"也。脏气之"独"者，不拘部位，如诸脉见洪者，皆是心脉，推之肝弦、肺浮、脾缓、肾石皆然。五脉见独乖者病，乖而强者，本脏有余，乖而弱者，本脏不足，此脏气之"独"也。脉体之"独"者，如经云：独小者病，独大者病，独疾者病，独迟者病，独热者病，独寒者病，独陷下者病，此脉体之"独"也。总此三者，"独"义见矣。然三者之"独"，总归于独小、独大之类，

① 本篇出自《景岳全书·脉神章》。

故经曰："得一之精,以知死生",此之谓也。业医者能于诸家融会之后,细审"独"字精义,迄证脉之时,先将各部平脉审真,或其人自有禀赋常脉问的,然后以我之独,印他之独,因彼之独,成我之独,无虑形千形万,自觉惟一惟精,其体至圆,其用至活,诚诊家之纲领也。愿吾辈共神明之。

六经病状歌

太阳病,身发热,项强降,去声头痛无休歇,目痛鼻干不得眠,背寒腰痛疼骨节。

阳明病,痛额前,口渴发热不恶寒,眼眶作痛睡不思,鼻塞自汗发狂言。

少阳病,头傍①痛,寒热胁疼两耳聋,口苦舌干不思食,口中欲呕胀满胸。

太阴病,腹自满,手足自温咽喉干,胸中欲吐饮食减,腹疼自利身不安。

少阴病,身恶寒,心烦身重口舌干,神气衰减小便短,引衣踡卧话懒言。

厥阴病,有阴阳,阴厥阳厥细推详,阴厥真寒爪甲青,四肢厥冷腹中疼,不时下利吐酸水,元虚不渴腹胀膨。

阳厥目张不得眠,舌卷囊缩声音喧,口臭身轻冷乍热,误服热药丧黄泉。

道光癸卯　亚拙撰增

---

① 傍:同"旁"。《广韵·唐韵》:"傍,亦作旁。"

卷 二

伤寒舌鉴

此舌鉴得《张氏医通》一百二十舌，《薛氏医案》三十六舌，梁邑段正谊所秘瘟疫十三舌，余选其详者一百四十九舌，分类录之。又得姜、姚二公校之，不敢自执己见，凡验舌者，先看一百四十九证后所载数语，细意熟记，庶不有负活人心法云。

白胎舌总论

伤寒邪在皮毛，初则舌有白沫，次则白涎白滑，再次白屑白疱。有舌中、舌尖、舌根之不同，是寒邪①入经之微甚也。舌乃心之苗，心属南方火，当赤色，今反见白色者，是火不能制金也。初则寒郁皮肤，毛窍不得疏通，热气不得外泄，故恶寒发热。在太阳经，则头痛、身热、项背强、腰脊痛等症。传至阳明经，则有白屑满舌。虽症有烦躁，如脉浮紧者，犹当汗之。在少阳经者，则白胎白滑，用小柴胡汤和之。胃虚者，理中汤温之。如白色少变黄者，大柴胡、大小承气分轻重下之。白舌②亦有死证，不可忽视也。

验舌诸病对证汤散于舌图下载其序号，下卷照序号寻方。

---

① 邪：原作"舌"，据《伤寒舌鉴·白胎舌总论》改。
② 舌：《伤寒舌鉴·白胎舌总论》作"胎"。

第一舌　微白滑胎舌

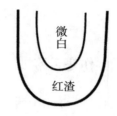

羌活汤三　香苏饮九十五

寒邪初入太阳。头疼、身热、恶寒、舌色微白有津。香苏饮、羌活汤之类发散之。

第二舌　薄白滑胎舌

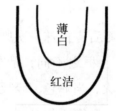

柴胡桂枝汤九十八

此太阳里证舌也。二三日未曾汗，故邪入丹田渐深，急宜汗之。求太阳与少阳合病，有此舌者，柴胡桂枝汤主之。

第三舌　厚白滑胎舌

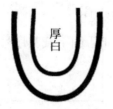

五味香苏饮九十五　十神汤一百六十

病三四日，其邪只在太阳，故胎纯白而厚，却不干燥。其证头疼发热，脉浮而紧，用五味香苏饮或十神汤合解之自愈。

第四舌　干厚白胎舌

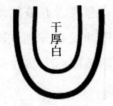

四逆散九十九

病四五日，未经发汗，邪热渐深，少有微渴，过饮生冷，停积胸中，营热胃冷，故令发热烦躁，四肢逆冷，而胎白干厚，满口白屑。宜四逆散加干姜。

第五舌　白胎黄心舌

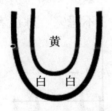

大柴胡汤六十二　大承气汤六十八

此太阳经初传阳明腑病舌也。若微黄而润，宜再汗。待胎躁里证具，则下之。若烦躁呕吐，大柴胡汤加减。亦有下三①黄水沫，无稀粪者，大承气下之。

第六舌　白胎黄边舌

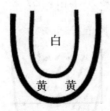

---

① 三：诸本同，疑作"淡"。

人参败毒散一百六十一

此舌古本用解毒汤，恶寒者五苓散，未得其详。愚见舌中间白胎乃为寒，而于边围处微有黄色，兼有热，此系寒热郁伏不舒而相争作泄，用仓廪散即后人参败毒散加陈仓米一撮，若热极成痢加白芍、石莲肉。

第七舌　干白胎黑心舌

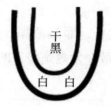

此阳明腑兼太阳舌，其胎边白中心干黑者，因汗不彻，传至阳明所致。必微汗出、不恶寒、脉沉者，可下之。如二三日未曾汗，有此舌必死。

第八舌　白滑胎尖灰刺舌

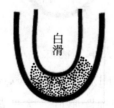

大承气汤六十八

此阳明腑兼少阳舌也。三四日自利，脉长者生，弦数者死。如有宿食，用大承气下之，十可全五。

第九舌　白胎满黑刺干舌

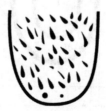

大柴胡汤六十二

白胎中生满干黑芒刺，乃少阳之里证也。其证不恶寒反恶热者，大柴胡加芒硝急下之。然亦危证也。

第十舌　白滑胎黑心舌

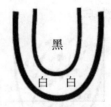

大承气汤六十八

白胎中黑，为表邪入里之候。大热谵语，承气等下之。倘食复而发热，或利不止者，难治。

第十一舌　半边白滑舌

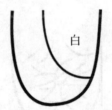

小柴胡汤三十一　小青龙汤一百零一　人参白虎汤一百三十三

白胎见于一边，无论左右，皆属半表半里，并宜小柴胡汤。左加葛根，右加茯苓。有咳嗽引胁下痛而见此舌，小青龙汤。夏月多汗自利，人参白虎汤。

第十二舌　脏结白滑舌

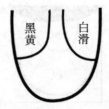

黄连汤一百　生脉散一百四十六　四逆汤九十九

或左或右，半边白胎，半边或黑或老黄者，寒邪结在脏也，黄连汤加附子。结在咽者，不能语言，宜生脉散合四逆汤。可救十中一二。

第十三舌　白胎黑斑舌

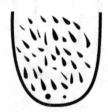

凉膈散六十三　小承气汤六十九

白胎中有黑小斑点乱生者，乃水来克火。如无恶候，以凉膈散、承气汤下之。十中可救一二。

第十四舌　白胎燥裂舌

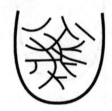

小柴胡汤六十一

伤寒胸中有寒，丹田有热，所以舌上白胎。因过汗伤营，舌上无津，所以燥裂。内无实热，故不黄黑。宜小柴胡加芒硝微利之。

第十五舌　白胎黑根舌

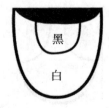

舌胎白而根黑，火被水克之象。虽下亦难见功也。

第十六舌　白尖黄根舌

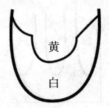

大柴胡汤六十二

邪虽入里，而尖白根黄，不可用承气，宜大柴胡汤加减。下后无他证，安静神清，可生。倘重有变证，多凶。

第十七舌　白胎双黄舌

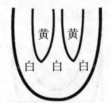

大柴胡汤六十二　调胃承气汤七十

此阳明里证舌也。黄乃土之色，因邪热上攻，致令舌有双黄。如脉长恶热，转矢气烦躁者，大柴胡、调胃承气下之。

第十八舌　白胎双黑舌

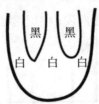

理中汤八十四　泻心汤七十四

白胎中见黑色两条，乃太阳少阳之邪入于胃。因土气衰绝，故手足厥冷。胸中结痛者，宜理中汤。咸曰热极亦有此症。脉洪而数，喜饮冷者，泻心汤。如邪结在舌根，咽盛而不能言者，死证也。

第十九舌　白胎双灰色舌

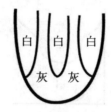

附子理中四逆汤一百一十二

此夹冷食舌也。七八日后见此舌而有津者，可治，理中、四逆选用。无津者不治。如干厚见里证，则下之。得汗次日灰色去者，安。

第二十舌　白尖中红黑根舌

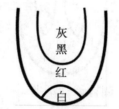

五苓散六十七　白虎汤一百三十三　解毒汤四十九

舌尖白而根灰黑少，少阳邪热传腑，热极而伤冷饮也。如水停津液固结而渴者，五苓散。自汗而渴者，白虎汤。下利而渴者，解毒汤。如黑根多白尖少中不甚红者，难治。

第二十一舌　白胎中红舌

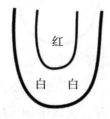

小柴胡汤六十一

此太阳经初传之舌也。无汗者发汗，有汗者解热。亦有少阳经者，小柴胡汤加减。

第二十二舌　白尖红根舌

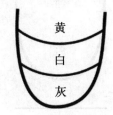

小柴胡汤六十一

舌尖胎白，邪在半表半里也。其证寒热、耳聋、口苦、胁痛、脉弦，小柴胡汤和解之。

第二十三舌　白胎尖灰根黄舌

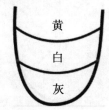

茵陈蒿汤六十六

此太阳经热并于阳明也。如根黄色，间目黄小便黄者，茵陈蒿汤加减。

第二十四舌　白胎尖根俱黑舌

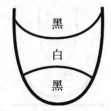

舌根尖俱黑而中白，乃金水太过，火土气绝于内。虽无凶证，亦必死也。

第二十五舌　纯熟白舌

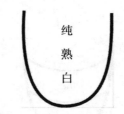

枳实理中丸一百零三

白胎老极，如煮熟相似，乃心气绝而肺色乘于上也。始因食瓜果冷水等物，阳气不得发越所致，为必死候。用枳实理中丸，间有生者。

第二十六舌　淡白透明舌

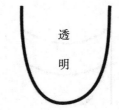

补中益气汤一百零四

年老胃弱，虽有风寒，不能变热，或多服汤药，伤其胃气，所以淡白通明，似胎非胎也。宜补中益气加减治之。

第二十七舌　白胎弦淡红舌

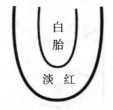

小柴胡汤六十一　栀子豆豉汤四十三

舌见白胎滑而边淡红者，邪初入里也，丹田有热，胸中有气，乃少阳半表半里之证。宜小柴胡汤、栀子豆豉汤治之。

第二十八舌　白胎黑点舌

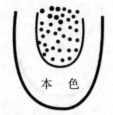

凉膈散六十三　调胃承气汤七十

舌见白胎中有黑小点乱生者，尚有表证。其病来之虽恶，宜用凉膈散微表之。表退即当下，用调胃承气汤。

第二十九舌　右白滑胎舌

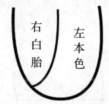

小柴胡汤六十一

舌右白胎滑者，病在肌肉，为邪在半里半表，必往来寒热，宜小柴胡汤和解之。

第三十舌　左白滑胎舌

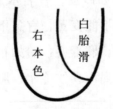

小承气汤六十九　济川煎一百五十五

舌左白胎滑者，此脏结之症。邪并入脏，最难疗治。若属阳症，口渴，腹胀，喜饮冷者，用承气汤下之。阴结口渴，而不喜饮冷，胸中痞满，必用济川煎服。

第三十一舌　遍白舌　附积粉舌

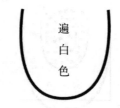

达原饮一百三十一

此症瘟疫初起，二三日不恶寒而发热，心胸中脘不清，或呕吐，或头疼身痛，日晡烦热亦甚，口臭难闻，疑似伤寒，非也，乃疫邪居表。用达原饮二剂而安。舌见白如积粉遍布，而无黄色者，邪在胃家，不可下。三阳表证，随经加柴胡、葛根、羌活治之。里证加大黄。

第三十二舌　白胎干硬舌

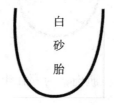

三消饮一百三十二

白砂胎，舌上干硬如砂皮，一名水晶胎。乃自白胎之时，津液干燥，邪虽入胃，不能变黄，宜急下之。若胎润泽者，邪在膜原也。邪微胎亦微，邪毒盛，胎如积粉，满布其舌，尤为可下，而胎色不变，如渴而喜饮冷水，服三消饮，次早即变黄色矣。

黄胎舌总论

黄胎者，里证也。伤寒初病无此舌，传至少阳经亦无此舌，直至阳明腑实胃中火盛，火乘土位，故有此胎。当分轻重泻之。初则微黄，次则深黄，有滑，甚则干黄焦黄也。其证有大热、大渴、便秘、谵语、痞结、自利，或因失汗发黄，或蓄血如狂，皆湿热大盛，小便不利所致。若目白如金，身黄如橘，宜茵陈蒿汤、五苓散、栀子柏皮汤等。如蓄血在上焦，犀角地黄汤。中焦，桃仁承气汤。下焦，代抵当汤。凡血证见血则愈，切不可与冷水，饮之必死。大抵舌黄证虽重，若脉长者，中土有气也，下之则安。如脉弦下利，舌胎黄中有黑色者，皆危证也。

第三十三舌　纯黄微干舌

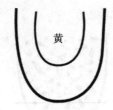

调胃承气汤七十

舌见黄胎，胃热泛于上，色见于舌端矣，急宜调胃承气下之。迟则恐黄老变黑，为恶候耳。

第三十四舌　黄干舌

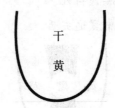

舌见干黄，里热已极，急下勿缓。下后脉静身凉者生，反大热而喘，脉①躁者死。

---

① 脉：原脱，据《伤寒舌鉴·黄干舌》补。

第三十五舌　黄胎黑滑舌

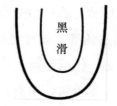

舌黄而有黑滑者，阳明里证具也。虽不干燥，亦当下之。下后身凉脉静者生，大热脉躁①者死。

第三十六舌　黄胎黑斑舌

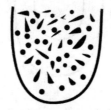

大承气汤六十八　升阳散火汤二十六

黄胎乱生黑斑者，其证必大渴谵语。身无斑者，大承气下之。如脉涩、谵语，循衣摸床、身黄斑黑者，俱不治。姑用升阳散火汤救之，下出稀黑粪者死。

第三十七舌　黄胎中黑通尖舌

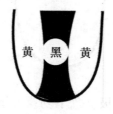

调胃承气汤七十

黄胎从中至尖通黑者，乃火炎土燥而热毒最深也，两感伤寒必死，恶寒甚者亦死。如不恶寒，口燥咽干而下利臭水者，

———

① 躁：原作"燥"，据《伤寒舌鉴·黄胎黑滑舌》改。

可用调胃承气汤下之。十中可救四五。口干齿燥形脱者，不治。

第三十八舌　黄尖舌

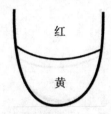

调胃承气汤七十　大柴胡汤六十二

舌尖胎黄，热邪初传胃腑也，当用调胃承气汤。如脉浮恶寒，表证未尽，大柴胡两解之。

第三十九舌　黄胎灰根舌

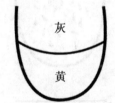

大柴胡汤六十二

舌根灰色而尖黄，虽比黑根少轻，如再过二三日，亦黑也，难治。无烦躁直视，脉沉而有力者，大柴胡加减治之。

第四十舌　黄尖红根舌

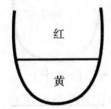

凉膈散六十三　解毒汤四十九

根红而尖黄者，乃湿热乘火位也，瘟热初病，多有此舌。

凉膈、解毒等药消息①治之。

第四十一舌　黄尖黑根舌

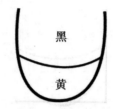

舌黑根多而黄尖少者，虽无恶证恶脉，诚恐暴变一时，以胃气竭绝故耳。

第四十二舌　黄胎黑刺舌

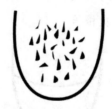

调胃承气汤七十

舌胎老黄极而中有黑刺者，皆由失汗所致。邪毒内陷已深，急用调胃承气下之。其中可保一二。

第四十三舌　黄大涨满舌

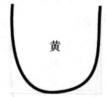

茵陈蒿汤六十六　五苓散六十七

舌黄而胀大者，乃阳明胃经湿热也。证必身黄、便秘、烦躁，茵陈蒿汤。如小便自利而发黄者，五苓散加茵陈、栀子、黄连等治之。

---

① 消息：变化。《隋书·礼仪志四》："然事有消息，不得皆同于古。"

第四十四舌　黄尖白根舌

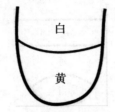

大柴胡汤六十二　小柴胡汤六十一　调胃承气汤七十

舌根白尖黄，其色倒见，必是少阳经传阳明腑病。若阳明证多者，大柴胡汤。少阳证多者，小柴胡汤。如谵语烦躁者，调胃承气汤。

第四十五舌　黄根白尖舌

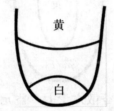

天水散七十一　凉膈散六十三　茵陈蒿汤六十六

舌尖白根黄，乃表邪少而里邪多也，天水散、凉膈散合用。如阳明无汗，小便不利，心中懊憹者，必发黄，茵陈蒿汤。

第四十六舌　黄根灰尖舌

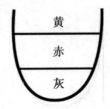

调胃承气汤七十

舌乃火位，今见根黄尖灰，是土来侮火也。不吐不利，心烦而渴者，乃胃中有郁热也，调胃承气加黄连。

第四十七舌　黄根白尖短缩舌

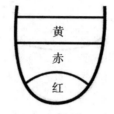

大承气汤六十八

舌见根黄尖白而短硬，不燥不滑，但不能伸出，证多谵妄烦乱，此痰挟宿食占据中宫也。大承气加姜、半主之。

第四十八舌　黄胎舌

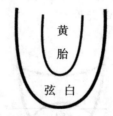

凉膈散六十三　五苓散六十七　益元散七十一

舌见尖白根黄，其表证未罢也，须宜解表然后攻之。大便塞者，用凉膈散加硝黄泡服。小便涩者，用五苓散加木通合益元散、姜汁少许，以白滚汤服。

第四十九舌　初病微黄舌

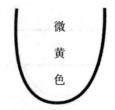

双解散七十六　解毒汤四十九

舌见微黄者，初病得之，发谵语，由失汗表邪入里也。必用汗下兼行，以双解散加解毒汤两停主之。

第五十舌　日久微黄舌

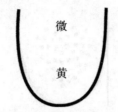

小柴胡汤六十一　天水散七十一　茵陈蒿汤六十六

舌见微黄，表病未罢，宜用小柴胡汤合天水散主之。可下者，用大柴胡汤下之。身目俱黄者，用茵陈蒿汤表里双除，临症审用。

第五十一舌　白胎变黄舌

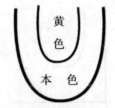

调胃承气汤七十　大柴胡汤六十二

舌见黄色者，必初白胎而变黄色也。自表而传里，热已入胃，此乃少阳传阳明症也，急下之。若下迟必变黑色，为恶症、为立害鬼贼，邪气深也，不治。宜用调胃承气汤下之，或大柴胡汤。

第五十二舌　黄胎白弦舌

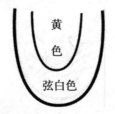

五苓散六十七　益元散七十一

舌见白弦而中有黄者，必作烦渴呕吐之症。兼有表者，五苓散与益元散兼服，须待黄尽方可下也。

第五十三舌　黄胎黑点舌

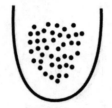

调胃承气汤七十　　和解散一百零二①

舌见黄色而有小点者，邪遍六腑，将入五脏也，急服调胃承气汤下之，次进和解散。十救四五也。

第五十四舌　黄胎尖白舌

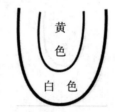

凉膈散六十三　五苓散六十七　益元散七十一　防风通圣散七十六

舌见尖白根黄，其表症未罢也，宜解表然后方可攻之。如大便秘，用凉膈散加硝黄泡水。小便不利，用五苓散加木通，合益元散加姜汁少许，白滚汤调服。若脉弦者，宜防风通圣散。

第五十五舌　黄胎生瓣舌

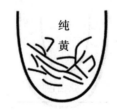

---

①　和解散一百零二：卷三《伤寒诸方》中无和解散，第一百零二方为"合和解毒汤"。

大承气汤六十八　茵陈汤六十六　抵当汤一百三十八

十枣汤七十七　大陷胸汤七十五　大黄泻心汤七十四

舌见黄而涩，有膈瓣①者，热已入胃，邪毒深矣。心火烦渴，急宜大承气汤下之。若身发黄，用茵陈汤。下血，用抵当汤。水在胁内，用十枣汤。结胸甚者，用大陷胸汤。或有瘀血②，以大黄泻心汤。

第五十六舌　黄变沉香舌

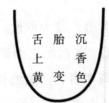

三消饮一百三十二　大承气汤六十八　养营汤一百四十③

舌上黄胎渐变沉香色，焦燥之状，发热，通舌或变黑色，坐芒刺，此邪毒最重，用三消饮重加大黄下之，或大承气汤下之，后用养营诸汤择而用之。

第五十七舌　舌根渐黄舌

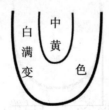

①　膈瓣：《敖氏伤寒金镜录·纯黄隔瓣舌图》作"隔瓣"。《字汇补·阜部》："隔，与膈同。"

②　血："血"字疑衍。《敖氏伤寒金镜录·纯黄隔瓣舌图》有"痞，用大黄泻心汤"。

③　养营汤一百四十："养营汤"后所示第一百四十数码，在卷三《伤寒诸方》中为"清燥养荣汤"。下同。

达原饮一百三十一　　三消饮一百三十二　　养营汤一百四十二①

舌上白胎，邪传入膜原也。舌根渐黄至中央，乃邪渐入胃，设有三阳现症，用达原饮。胸膈满痛，大渴烦躁，乃伏邪内攻，急用三消饮下之。如便燥结难消，当用清燥养营或承气养营主之。若胸膈痰涌不清，蒌贝养营汤主之。

黑胎舌总论

伤寒五七日，舌见黑胎，最为危候。表证皆无此舌，如独感一二②日间，见之必死。若白胎上渐渐中心黑者，是伤寒邪热传里之候。红舌上渐渐黑者，乃瘟疫传变，坏证将至也。盖舌色本赤，今见黑者，乃水来克火，水极似火，火过炭黑之理。然有纯黑、有黑晕、有刺、有隔瓣、有瓣底红、瓣底黑者，大抵尖黑犹轻，根黑最重。如全黑者，总神丹方难救疗也。细详后舌色辨十中亦救一二。

第五十八舌　纯黄黑胎舌

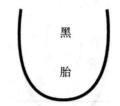

遍舌黑胎，是火极似水，脏气已绝，脉必代结，一二日中必死。详后舌色辨，切实用药，十中亦救一二。

---

①　养营汤一百四十二：卷三《伤寒诸方》第一百四十二方为"承气养营汤"，"蒌贝养营汤"为第一百四十五方。

②　一二：咸丰本作"二三"。

第五十九舌　黑胎瓣底红舌

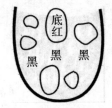

大承气汤六十八

黄胎久而变黑，实热亢极之候。又未经服药，肆意饮食，而见脉伏、目闭、口开、独语、谵妄，医遇此证，必掘开舌胎，视瓣底红者，可用大承气下之。

第六十舌　黑胎瓣底黑舌

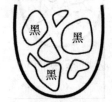

凡见瓣底黑者，不可用药，虽无恶候，脉亦暴绝，必死不治。

第六十一舌　满黑刺底红舌

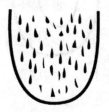

大陷胸汤七十五　小陷胸丸一百零六

满舌黑胎，燥干而生大刺，揉之触手而响，掘开刺底红色者，心神尚在，虽火过极，下之可生。有肥盛多湿热人，感冒发热，痞胀闷乱，一见此舌，急用大陷胸汤攻下，后与小陷胸丸调理。

第六十二舌　刺底黑舌

刺底黑者，刮去芒刺，底下肉色俱黑也。凡见此舌，不必辨其何经何脉，虽无恶候，必死勿治。

第六十三舌　黑烂自啮舌

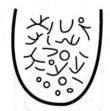

舌黑烂而频欲啮，必烂至根而死。虽无恶候怪脉，切勿用药。

第六十四舌　中黑边白滑胎舌

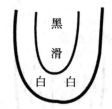

附子理中汤一百一十二　大顺散一百零七　冷香散一百零八

舌见中黑边白而滑，表里俱虚寒也。脉必微弱，证必畏寒，附子理中汤温之。夏月过食生冷而见此舌，则宜大顺、冷香选用。

第六十五舌　红边中黑滑胎舌

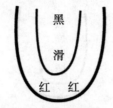

黄龙汤二十八　备急丸一百零九　人参白虎汤一百三十三

舌黑有津，证见谵语者，必表证时不曾服药，不戒饮食，冷物结滞于胃也。虚人黄龙汤，体壮实者用备急丸。凡热下之，夏月中暍，多有此舌，以人参白虎汤主之。

第六十六舌　通尖黑干边白舌

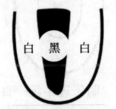

大羌活汤一百一十　冲和灵宝饮十五

两感一二日间，便是中黑边白厚胎者，虽用大羌活汤，恐无济矣。冲和灵宝饮亦可。

第六十七舌　黑边晕内微红舌

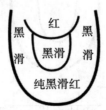

凉膈散六十三　大承气汤六十八

舌边围黑，中有红晕者，乃邪热入于心胞之候，故有此色。宜凉膈合大承气下之。

第六十八舌　中黑厚心舌

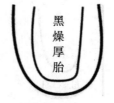

生脉散一百四十六　黄连解毒汤七十二

舌胎中心黑厚而干，为热盛津枯之候，急宜生脉散合黄连解毒汤以解之。

第六十九舌　中黑无胎干燥舌

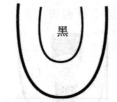

生脉散一百四十六　附子理中汤一百一十二

舌黑无胎而燥，津液受伤而虚火用事也，急宜生脉散合附子理中主之。

第七十舌　黑中无胎枯瘦舌

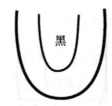

炙甘草汤一百一十一

伤寒八九日，过汗，津枯血燥，舌无胎而黑瘦，大便五六日不行，腹不硬满，神昏不得卧，或时呢喃叹息者，炙甘草汤。

第七十一舌　黑干短舌

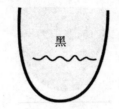

大承气汤六十八

舌至干黑而短，厥阴极热已深，或食填中脘，肿胀所致，急用大剂大承气下之，可救十中一二。服后，粪黄热退则生，粪黑热不止者死。

第七十二舌　中焙舌

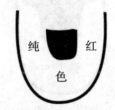

凉膈散六十三　大柴胡汤六十二

舌见纯红，内有黑形如小舌者，乃邪热结于里，君火炽盛，反兼水化。宜凉膈散、大柴胡汤下之也。

第七十三舌　里黑舌

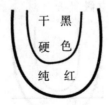

调胃承气汤七十

舌见红色，内有干硬黑色，形如小长舌上似刺者，此热毒炽盛，坠结大肠，金受火制，不能平木故也。急用调胃承气汤下之。

第七十四舌　满黑舌

附子理中汤一百一十二

舌见满黑色，此水克火，明矣。患此者百无一生，用附子理中汤解之，退则生，不退则死。若此者，亦不可知，此温补须详后舌色辨论方知。

第七十五舌　弦白黑心舌

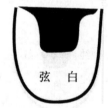

弦　白

调胃承气汤七十　五苓散六十七　白虎汤一百三十三

舌见弦白心黑而脉沉微者，难治。脉浮滑者，可汗；沉实者，可下。始病即发此色，乃危殆之甚也，速进调胃承气汤下之。若根黑尖白身痛者，用五苓散。自汗口渴者，白虎汤。

第七十六舌　弦红中微黑舌

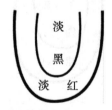

淡
黑
淡红

双解散七十六　解毒汤四十九

舌见外淡红心淡黑者，如恶风，表未罢，用双解散加解毒汤相半微汗之，汗罢即下之，如结胸烦躁，目直视者，不治。胸不结可治。

第七十七舌　灰色黑纹舌

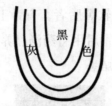

大承气汤六十八　凉膈散六十三

舌见灰黑色而有黑纹者，脉实者，急用大承气汤下之。若脉浮，渴饮水者，用凉膈散解之，十可救其一二人焉。

第七十八舌　根黑尖黄舌

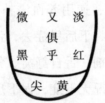

双解散七十六　解毒汤四十九

舌根微黑尖黄，脉滑者，可下之。脉浮者，宜养阴退阳。若恶风寒者，微汗之，用双解散。若下痢者，用解毒汤。十救一二人焉。

第七十九舌　中心黑胎舌

桃仁承气汤十六　小承气汤六十九　芍药汤一百三十五

养营汤一百四十

舌胎黑色，邪毒在胃，熏腾于上而生黑胎。有黄胎老而变焦色者，口内出气必异腥难闻，若人闻之，必生烦懑，用桃仁承气汤或大小承气汤下之，粪燥极其臭，必见黑物，乃有回生之机也。有津液润泽作软黑胎者，有舌上干燥作硬黑胎者，下后二三日，黑皮自脱也，后用芍药汤、养营汤。

第八十舌　全黑无胎舌

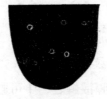

舌上俱黑而无胎，此乃经气相传，并非下症，妊娠多见此舌，阴虚水涸亦见此舌，速用养血滋补天冬、桃仁、当归之类以润之。如干燥无津液，下后里症去，舌尚黑者，胎皮未脱也，不可再下，略服清润之剂，舌自舒矣。务宜详审的确再有下症，方可下之。舌上无胎，况无下症，误下反见鬷黑色者，危症也，急补之，缓则无救也。

灰色舌总论

灰色舌，有阴阳之异。若直中阴经，则即时舌便灰黑而无积胎。若热传三阴，必四五日表证罢而胎变灰色也。有在根、在尖、在中者，有浑舌俱灰黑者，大抵传经热证，则有灰黑干胎，皆当攻下泄热。若直中三阴见灰黑无胎者，即当温经散寒。又有蓄血证，其人如狂，或瞑目谵语，亦有不狂不语，不知人事，而面黑舌灰者，当分轻重以攻其血。切勿误与冷水引领败血入心而致不救也。

第八十一舌　纯灰舌

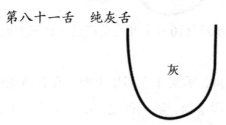

灰

附子理中四逆汤一百一十二　四逆汤八十三

舌灰色无胎者，直①中三阴而夹冷食也，脉必沉细而迟。不渴不烦者，附子理中四逆汤治之。次日，舌变灰中有微黄色者生，如渐渐灰缩干黑者死。

第八十二舌　灰中舌

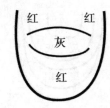

乌梅丸一百一十三

灰色见于中央，而消渴，气上冲心，饥不欲食，食即吐蛔者，此热传厥阴之候，乌梅丸主之。

第八十三舌　灰黑胎干纹裂舌

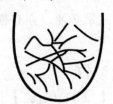

凉膈散六十三　调胃承气汤七十

土邪胜水，而舌见灰黑纹裂，凉膈、调胃皆可下之，十中可救二三。下后，渴不止，热不退者，不治。

第八十四舌　灰根黄尖中赤舌

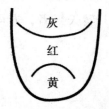

---

① 直：原作"胃"，据《伤寒舌鉴·纯灰舌》改。

凉膈散六十三　双解散七十六

舌根灰色而中红尖黄，乃肠胃燥热之证。若大渴谵语，五六日不大便，转矢气者，下之。如瘟病热病，恶寒脉浮者，凉膈、双解选用。

第八十五舌　灰色重晕舌

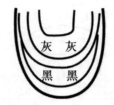

凉膈散六十三　双解散七十六　解毒汤四十九　承气汤六十九

此瘟病热毒，传遍三阴也。热毒传内一次，舌即灰晕一层，毒盛故有灰晕，最危之证。急宜凉膈、双解、解毒、承气下之。一晕尚轻，二晕为重，三晕必死。亦有横纹二三层者，与此重晕不殊。

第八十六舌　灰黑干刺舌

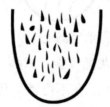

灰黑舌中又有干刺，而见咽干、口燥、喘满，乃邪热积于少阴，当下之。然必待其转矢气者，方可下。若下之早，令人小便难。

第八十七舌　灰黑尖舌

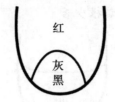

调胃承气汤七十

已经汗解而见舌尖灰黑，有宿食未消，或又伤饮食，邪热复盛之故，调胃承气汤下之。

第八十八舌　灰黑尖干刺舌

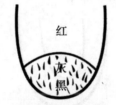

大柴胡汤六十二　调胃承气汤七十

舌尖灰黑有刺而干，是得病后犹加饮食之故。虽证见耳聋、胁痛、发热、口苦，不得用小柴胡，必大柴胡或调胃承气加消导药，方可取效。

第八十九舌　灰中墨滑舌

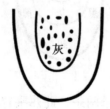

大柴胡汤六十二

淡淡灰色中间，有滑胎四五点如墨汁，此热邪传里，而中有过①食未化也，大柴胡汤。

第九十舌　灰黑多黄根少舌

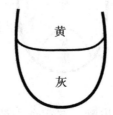

舌灰色而根黄，乃热传厥阴，而胃中复有停滞也。伤寒六七日不利便，发热而利、汗出不止者死，正气脱也。

第九十一舌　淡②灰中紫舌

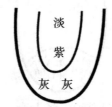

舌淡灰黑而中淡紫，时时自啮舌尖为爽，乃少阴厥气逆上，非药可治。

第九十二舌　灰色黑晕舌

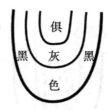

解毒汤四十九

舌见灰色，中有黑晕两条，此热乘肾与命门也，宜急下之，服解毒汤。下三四次，迟则难治。如初服，量加大黄，用酒

---

① 过：《伤寒舌鉴·灰中墨滑舌》作"宿"，可参。
② 淡：《伤寒舌鉴·边灰中紫舌》作"边"。

浸泡。

第九十三舌　灰黑弦红舌

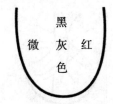

大承气汤六十八

舌见四边微红，中央灰黑色者，皆由失于下而致之，急用大承气汤下之。热退可愈，必三四次下之，方退。若五六次下之不退，不治。

第九十四舌　心灰弦黄舌

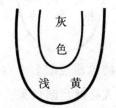

双解散七十六　解毒汤四十九

舌见灰色尖黄，不恶风寒，脉浮者可下之。若恶风寒者，用双解散加解毒汤主之。若下三四次，见黑粪者，不治。

第九十五舌　微灰生刺舌

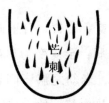

三消饮一百三十二　承气汤六十九　生脉散一百四十六

舌生芒刺，热伤津液，此疫毒之最重者，急用三消、承气择而下之。若老人微疫，无下症，舌上干燥易生芒刺，即用生脉散服之，生津润燥，芒刺自去。

第九十六舌　裂纹舌

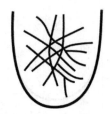

舌裂日久失下，血液枯极，多有此症。又热结傍流，日久不治，在上焦则邪火毒炽。有此者，急下之，纹裂自退。

第九十七舌　短硬或卷舌

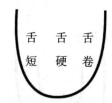

大承气汤六十八　防风通圣散七十六　养营汤一百四十

舌短舌硬舌卷，病人必然目睛口呆，直视，睹人目不转睛，胃实，气不下降，下之，用大承气，头痛立止，皆因邪气胜，真气亏极，下之，邪毒去，其气回，舌自舒畅矣。后当服防风通圣散或养营滋血之品，节饮食，静养天和则愈矣。

红色舌总论

夫红舌者，伏热内蓄于心胃，自里而达于表也。仲景云①：冬伤于寒，至春变为瘟病，至夏变为热病。故舌红而赤。又有瘟疫、疫疠，一方之内，老幼之病皆同者，舌亦正赤，舌加积胎也。若更多食，则助热内蒸。故舌红面赤，甚者面目俱赤而舌疮也。然病有轻重，舌有微甚，且见于舌之根尖中下左右，

---

① 仲景云：下文语本《伤寒论·伤寒例》。

疮蚀胀烂，瘦细长短，种种异形，皆瘟毒火热蕴化之所为也。其所治亦不同，当解者内解其毒，当砭者砭去其血。若论汤液，无过大小承气、黄连解毒、三黄石膏等，比类而推可也。

第九十八舌　纯红舌

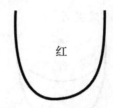

人参败毒散一百六十一　升麻葛根汤一百四十四

舌见纯红色，乃瘟疫之邪热初蓄于内也，宜人参败毒散加减，或升麻葛根汤等治之，或用透顶清神散入鼻取嚏，为效，即当归、白芷、北辛、牙皂为末。

第九十九舌　红中淡黑舌

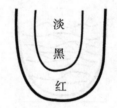

双解散七十六　调胃承气汤七十

舌红中见淡黑色而有滑者，乃太阳瘟疫也。如恶寒，有表证，双解微汗之。汗罢急用调胃承气汤下之。如结胸烦躁直视者，不治。

第一百舌　红中焦黑舌

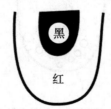

凉膈散六十三　调胃承气汤七十

舌见红色，中有黑形如小舌，乃瘟毒内结于胃，火极反兼水化也，宜凉膈散。若黑而干硬，以指甲刮之有声者，急用调胃承气汤下之。

第一百零一舌　红内黑尖舌

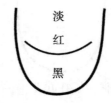

竹叶石膏汤四十四

舌本红而尖青黑者，水虚火实，肾热所致，足少阴瘟热乘于手太阴也，宜竹叶石膏汤。

第一百零二舌　红断纹裂舌

黄连解毒汤七十二

相火来乘君位，致令舌红燥而纹裂作痛，宜黄连解毒汤加麦门冬寒润之。

第一百零三舌　红色紫疮舌

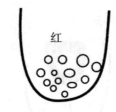

解毒汤四十九

瘟疫多有此舌。其证不恶寒，便作渴烦躁，或咳痰者，宜解毒汤加黑参、薄荷，并益元散治之。尺脉无者必死，战栗者亦死。

第一百零四舌　红中微黄根舌

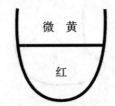

茵陈蒿汤六十六

热入阳明胃腑，故舌根微黄。若头汗、身凉、小便难者，茵陈蒿汤加栀子、香豉。

第一百零五舌　红中微黄滑舌

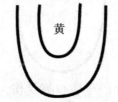

大柴胡汤六十二　大承气汤六十八

病五七日，舌中有黄胎，是阳明证。如脉沉实，谵语，虽胎滑，宜大柴胡汤。若干燥者，此内邪热盛，急用大承气下之。

第一百零六舌　红长胀出口外舌

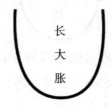

泻心汤七十四

舌长大，胀出口外，是热毒乘心，内服泻心汤，外砭①去

---

① 砭（biān 边）：《说文解字》："砭，以石刺病也。"砭去恶血者，针刺或切割放血之义。

恶血，再用片脑、人中黄渗舌上，即愈。

第一百零七舌　红舔舌

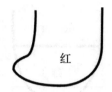

解毒汤四十九

舌频出口为弄舌，舔至鼻尖上下或口角左右者，此为恶候，可用解毒汤加生地黄。效则生，不效则死。

第一百零八舌　红痿舌

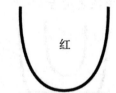

舌痿软而不能动者，乃是心脏受伤，当参脉证施治。然亦十难救一也。

第一百零九舌　红硬舌

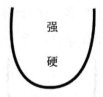

舌根强硬失音，或邪结咽嗌以致不语者，死证也。如脉有神而外证轻者，可用清心降火去风痰药，多有得生者。

第一百一十舌　红尖出血舌

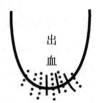

犀角地黄汤十九

舌上出血如溅者，乃心脏邪热壅盛所致，宜犀角地黄汤加大黄、黄连辈治之。

第一百一十一舌　红中双灰干舌

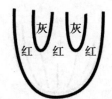

瘟热病而舌见两路灰色，是病后复伤饮食所致，令人身热谵语，循衣撮空。如脉滑者，一下便安。如脉涩，下出黑粪者死。

第一百一十二舌　红尖白胎根舌

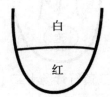

五苓散六十七

红尖是本色，白胎为表邪。如恶寒、身热、头痛，宜汗之。不恶寒、身热、烦渴者，此太阳表①证也，五苓散两解之。

第一百一十三舌　红战舌

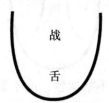

---

①　表：《伤寒舌鉴·红尖白根舌》作"里"。

十全大补汤见补益方大建中汤一百二十四

舌战者，颤掉不宁，蠕蠕瞤动也。此证因汗多亡阳，或漏风所致，十全大补、大建中汤选用。

第一百一十四舌　红细枯长舌

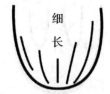

舌色干红而长细者，乃少阴之气绝于内，而不上通于舌也。纵无他证，脉再衰绝，朝夕恐难保矣。

第一百一十五舌　红短白泡舌

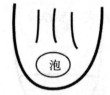

犀角地黄汤十九　三黄石膏汤十二

口疮舌短有泡，声哑、咽干、烦躁者，乃瘟疫强汗，或伤寒未汗而变此证，宜黄连犀角汤、三黄石膏汤选用。

第一百一十六舌　边红通尖黑干舌

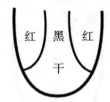

瘟病不知调治，或不禁饮食，或不服汤药，而致舌心干黑。急下一二次，少解再下，以平为期。

第一百一十七舌　红尖紫刺舌

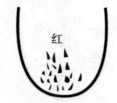

枳实栀子豉汤一百一十五

汗后食复而见红尖紫刺，证甚危急，枳实栀子豉汤加大黄下之。仍刮去芒刺，不复生则安，再生则危。

第一百一十八舌　红尖黑根舌

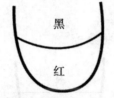

凉膈散六十三　双解散七十六

瘟疫二三日，舌根灰黑，急用凉膈、双解微下之。至四五日后，火极似水，渐变深黑，下无济矣。若邪结于咽，目瞑，脉绝，油汗者，一二日内死。

第一百一十九舌　红嫩无津舌

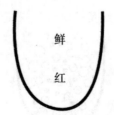

生脉散一百四十六　人参三白汤一百一十九

汗下太过，津液耗竭，而舌色鲜红柔嫩如新生，望之似润，而实燥涸者，生脉散合人参三白汤治之，然多不应也。

第一百二十舌　生癍舌

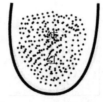

元参升麻葛根汤六十四　化癍汤六十五

舌见纯红，有小黑点者，热毒乘虚入于阳明胃。热则生癍，宜用元参升麻葛根汤或化癍汤解之。元参升麻葛根汤即元参升麻汤加葛根，方见后。化癍汤即白虎汤加人参，方见后，举癍汤亦可。

第一百二十一舌　将瘟舌

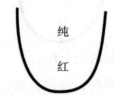

舌见红色，热蓄于内。不问何经，用透顶清神散治之。牙皂、细辛、白芷、当归共为末，令病人先噙水一口，以药少许吹入鼻内，吐去水，取嚏为度。

第一百二十二舌　红星舌

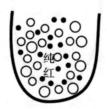

茵陈五苓散六十七

舌见淡红中有大红星，乃少阴君火，热之甚也，所不胜者，假火势以侮脾土。将欲发黄之候也，宜用茵陈五苓散治之。

第一百二十三舌　里圈舌

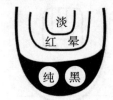

大承气汤六十八

舌见淡红者，而中有一红晕，弦皆纯黑，乃余毒遗于心胞络之间与邪火郁结，二火亢极，故有此症，大承气汤下之。

第一百二十四舌　人裂舌

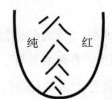

凉膈散六十三　大承气汤六十八

舌见红色，更有裂纹如人字形者，乃君火燔灼，热毒炎上，故发裂也，宜用凉膈散治之。如渴甚，转湿热者，大承气下之。

第一百二十五舌　虫碎舌

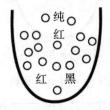

小承气汤六十九　大承气汤六十八

舌见红色，更有红点如虫蚀之状者，乃热毒炽盛，火在上，水在下，不能相济故也，宜用小承气汤下之。不退，再用大承气下之。

第一百二十六舌　厥阴舌

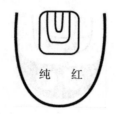

纯　红

理中汤八十四　四逆汤八十三

舌见红色，内有黑纹，乃阴毒厥于肝经，胆经主筋，故舌见如丝形也。用理中、四逆汤温之。

紫色舌总论

紫舌胎者，酒后伤寒也。或大醉露卧当风，或已病而仍饮酒，或感冒不服药，而用葱姜热酒发汗，汗虽出而酒热留于心胞，冲行经络，故舌见紫色，而又有微白胎也。胎结舌之根尖，长短厚薄，涩滑干焦，种种不同，当参其源而治之。

第一百二十七舌　纯紫舌

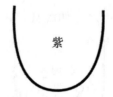

紫

升麻葛根汤八十①　栀豉汤四十三

伤寒以葱酒发汗，酒毒入心，或酒后伤寒，皆有此舌，宜升麻葛根汤加石膏、滑石。若心烦，懊憹不安，栀子豉汤，不然，必发斑也。

---

① 升麻葛根汤：卷三《伤寒诸方》中，"升麻葛根汤"为第一百四十四方，第八十方为"麻黄葛根汤"。

第一百二十八舌　紫中红斑舌

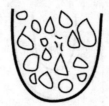

化癍汤六十五　解毒汤四十九　凉膈散六十三　消斑青黛饮十七

舌浑紫而又满舌红斑，或浑身更有赤斑者，宜化斑汤、解毒汤，但加葛根、黄连、青黛。有下证者，凉膈散或消斑青黛饮。

第一百二十九舌　紫上白滑舌

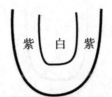

紫　白　紫

舌紫而中见白胎者，酒后感寒，或误饮冷酒所致。亦令人头痛，恶寒，身热，随证解表可也。

第一百三十舌　淡紫青筋舌

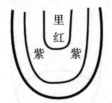

里红　紫紫

四逆汤八十三　理中汤五十四　回阳救急汤二十

舌淡紫带青而润，中绊青黑筋者，乃直中阴经。必身凉，四肢厥冷，脉沉而弦，四逆、理中等治之。小腹痛甚，用回阳救急汤。

第一百三十一舌　紫上赤肿干焦舌

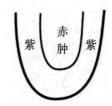

大柴胡汤六十二　枳实理中汤一百零三　小承气汤六十九

舌边紫而中心赤肿，足阳明受邪。或已下便食酒肉，邪热复聚所致。若赤肿津润，大柴胡微利之。若烦躁，厥逆，脉伏，先用枳实理中，次用小承气。

第一百三十二舌　紫上黄胎干燥舌

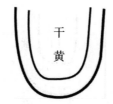

大承气汤六十八　大柴胡汤六十二

嗜酒之人伤于寒，至四五日，舌紫，上积干黄胎者，急用大承气下之。如表证未尽，用大柴胡汤。

第一百三十三舌　紫短舌

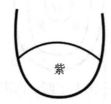

大承气汤六十八

舌紫短而团圝①者，食滞中宫，而热传厥阴也，急用大承气汤下之。下后热退脉静，舌柔和者生，否，则死。

---

① 圝（luán 孪）：圆之意。

第一百三十四舌　紫上黄胎湿润舌

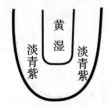

小承气汤六十九　黄龙汤二十八

舌淡青紫而中有黄湿胎，此食伤太阴也。脉必沉细，心下脐傍按之硬①痛或矢气者，小承气加生附子，或黄②龙汤主之。

第一百三十五舌　紫尖蓓蕾舌

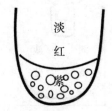

小柴胡汤六十一

感寒之后，不戒酒食，而见咳嗽生痰，烦躁不安，舌色淡紫，尖生蓓蕾，乃酒湿伤胆，吐痰伤胃所致也，宜小柴胡汤。

第一百三十六舌　熟紫老干舌

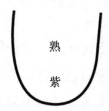

当归四逆汤八十三

舌全紫如煮熟者，乃热邪传入厥阴，至笃之兆，当归四逆汤。

---

① 硬：原作"便"，据《伤寒舌鉴·紫上黄胎湿润舌》改。
② 黄：原脱，据《伤寒舌鉴·紫上黄胎湿润舌》补。

第一百三十七舌　淡紫带青舌

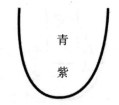

吴茱萸汤一百二十一　四逆汤八十三

舌色青紫无胎，且滑润瘦小，为直中肾肝阴证，吴茱萸汤、四逆汤急温之。

第一百三十八舌　淡紫灰心舌

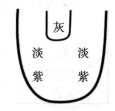

犀角地黄汤十九

舌淡紫而中心带灰，或青黑，不燥不湿者，为邪伤血分，虽有下证，只宜加酒大黄微利之。

霉酱色胎舌总论

霉，音枚，物中久雨而青黑也。

霉酱色胎者，乃夹食伤寒。一二日间即有此舌，为寒伤太阴，食停胃腑之证。轻者胎色亦薄，虽腹痛，不下利，桂枝汤加橘、半、枳。痛甚加大黄，冷食不消加干姜、厚朴。其胎色厚而腹痛甚不止者，必危。舌见酱色，乃黄兼黑色，为土邪传水，证必唇口干燥大渴，虽用下剂，鲜有得愈者。

第一百三十九舌　纯霉酱色舌

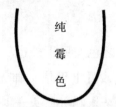

舌见霉色，乃饮食填塞于胃，复为寒邪郁遏，内热不得外泄，湿气熏蒸，盦①而变此色也。其脉多沉紧，其人必烦躁，腹痛，五七日下之不通者，必死，太阴少阴气绝也。

第一百四十舌　霉黄色黄胎舌

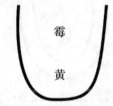

二陈汤一百四十三

舌霉色中有黄胎，乃湿热之物郁滞中宫也，二陈加枳实、黄连。若胎干黄，更加酒大黄下之。

第一百四十一舌　中霉浮厚舌

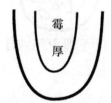

枳实理中汤一百零三

伤寒不戒荤腻，致胎如酱饼，浮于舌中，乃食滞中宫之象。如脉有胃气不结代，嘴不尖，齿不燥，不下利者，可用枳实理

① 盦（ān 安）：覆盖。

中汤加姜汁炒川连。若舌胎揩去复长，仍前者，必难救也。

蓝色胎舌总论

蓝色胎者，乃肝木之色发见于外也。伤寒病久，已经汗下，胃气已伤，致心火无气，胃土无依，肺无所生，木无所畏，故乘膈上而见纯蓝色。是金木相并，火土[①]气绝之候，是以必死。如微蓝或稍见蓝纹，犹可用温胃健脾、调肝益肺药治之。如纯蓝色者，是肝木独盛胃弱，虽无他证，必死。

第一百四十二舌　纯蓝色舌

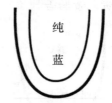

舌见纯蓝色，中土阳气衰微，百不一生之候，切勿用药。

第一百四十三舌　蓝纹舌

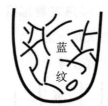

小柴胡汤六十一　附子理中汤八十四　大建中汤一百二十四

舌见蓝纹，乃胃土气衰，木气相乘之候，小柴胡去黄芩，加炮姜。若因寒物结滞，急宜附子理中、大建中汤。

妊娠伤寒舌总论

妊娠伤寒，邪入经络，轻则母伤，重则子伤。枝伤果必坠，

---

① 土：原作"上"，据《伤寒舌鉴·蓝色胎舌总论》改。

理所必然。故凡治此，当先固其胎气，胎安则子母俱安。面以视母，舌以知子；色泽则安，色败则毙。面赤舌青者，子死母活。面舌俱青出沫者，母子俱死。亦有面舌俱白，母子皆死者，盖谓色不泽也。

第一百四十四舌　孕妇伤寒白胎舌

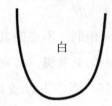

葱苏饮一百一十六

孕妇初伤于寒，而见面赤，舌上白滑，即当微汗以解其表。如面舌俱白，因发热多饮冷水，阳极变阴所致，当用温中之药。若见厥冷烦躁，误与凉剂，则厥逆吐利而死，葱苏饮主之。

第一百四十五舌　孕妇伤寒黄胎舌

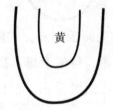

四苓散六十七　白虎汤一百三十三

妊妇面赤舌黄，五六日里①证见，当微利之，庶免热邪伤胎之患。若面舌俱黄，此失于发汗，湿热入里所致，当用清热利水汤，即四苓散合白虎汤加寸冬。

---

①　里：原作"表"，据《伤寒舌鉴·孕妇伤寒黄胎舌》改。

第一百四十六舌　孕妇伤寒灰黑舌

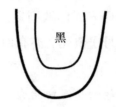

方见送生方

妊娠面舌俱黑，水火相刑，不必问其月数，子母俱死。面赤舌微黑者，还当保胎。如见灰黑，乃邪入子宫，其胎必不能固。若面赤者，根本未伤，当急下以救其母，安胎饮加苏梗，或保产无忧散酌而用之。

第一百四十七舌　孕妇伤寒纯赤舌

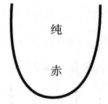

妊娠伤寒温热，而见面舌俱赤，宜随证汗下，子母无虞。伤寒面色皎白，而舌赤者，母气素虚，当用姜、桂等药。桂不坠胎，庞安常所言也。若面黑舌赤，亦非吉兆，若在临月，则子得生而母当殒。

第一百四十八舌　孕妇伤寒紫青舌

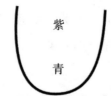

理中汤八十四　四逆汤八十三　平胃散一百五十二

妊娠伤寒而见面赤舌紫，乃酒毒所传于内。如淡紫然①青，为阴证夹食，即用枳实理中四逆辈，恐难为力也。若赤舌青面，母虽无妨，子殒腹内，急宜平胃散加芒硝下之。

第一百四十九舌　孕妇伤寒卷短舌

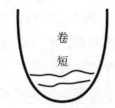

妊娠面黑而舌干卷短，或黄黑刺裂，乃里证至急，不下则热邪伤胎，下之危在顷刻。如无直视、循衣撮空等证，十中可救一二。

以上诸舌验病，不可固执专方，宜审问虚实，加减用药，贵在活法。总之，验舌者，以手拭舌，滑而软者，病属阴，粗而燥者，病在阳；胸喜热物，病在阴，胸喜冷饮，病属阳。病属阴者，宜温宜散固美；病属阳者，宜解宜下方宜。惟在临证圆机，务察兼症，谅人虚实，虚则卫母，实则泻子。视病缓急，急则治标，缓则治本。定要细心审视，切勿大意轻忽，慎之！慎之！

舌色辨

舌为心之官，本红而泽，凡伤寒三四日以后，舌上有胎，必自润而燥，自滑而涩，由白而黄，由黄而黑，甚至焦干，或生芒刺，是皆邪热内传，由浅入深之证也。故凡邪气在表，舌则无胎，及其传里，则津液干燥而舌胎生矣。若邪犹未深，其在半表半里之间，或邪气客于胸中者，其胎不黑不涩，止宜小

---

①　然：《伤寒舌鉴·孕妇伤寒紫青舌》作"戴"。

柴胡之属以和之。若阳邪传里，胃中有热，则舌胎不滑而涩，宜栀子豉汤之属以清之。若烦躁，欲饮水数升者，白虎加人参汤之类主之。大都舌上黄胎而焦涩者，胃腑有邪热也，或清之，或微下之。《金匮要略》①曰：舌黄未下者，下之黄自去，然必大便燥实，脉沉有力而大渴者，方可下之。若微渴而脉不实，便不坚，胎不干燥，无芒刺者，不可下也。其有舌上黑胎而生芒刺者，则热更深矣，宜凉膈散、承气汤、大柴胡之属，酌宜下之。若胎色虽黑滑而不涩者，便非实邪，亦非火证，非惟不可下，且不可清也。此辨舌之概，虽云若此，然犹有不可概论者，仍宜详察如下。

按：伤寒诸书皆云：心为君主之官，开窍于舌。心主火，肾主水，黑为水色，而见于心部，是为鬼贼相刑，故知必死。此虽据理之谈，然实有未必然者。夫五行相制，难免无克，此其所以为病，岂因克为病，便为必死？第当察其根本何如也。如黑色连地，而灰黯无神，此其本原已败，死无疑矣。若舌心焦黑，而质地红活，未必皆为死证。阳实者清其胃火，火退自愈，何虑之有。其有元气大损，而阴邪独见者，其色亦黄黑，真水涸竭者，其舌亦干焦，此肾中水火俱亏，原非实热之证。欲辨此者，但察其形气脉色，自有虚实可辨，而从补从清，反如冰炭矣。故凡以焦黑干涩者，尚有非实非火之证。再若青黑少神而润滑不燥者，则无非水乘火位，虚寒证也。若认此为火，而苦寒一投，则余烬随灭矣。故凡见此者，但当详求脉证，以虚实为主，不可因其焦黑，而执言清火也。伤寒固尔，诸证亦然。

---

① 金匮要略：语见《金匮要略·腹满寒疝宿食病脉证治第十》。

新按：余在燕都①，尝治一王生，患阴虚伤寒，年出三旬，而舌黑之甚，其芒刺干裂，焦黑如炭，身热便结，大渴喜冷，而脉则无力，神则昏沉。群医谓阳证阴脉，必死无疑，余察其形气未脱，遂以甘温壮水等药，大剂进之，以救其本，仍间用凉水以滋其标。盖水为天一之精，凉能解热，甘可助阴，非若苦寒伤气者之比，故于津液干燥，阴虚便结，而热渴火盛之证，亦所不忌。由是水药并进，前后凡用人参、熟地辈各一二斤，附子、肉桂各数两，冷水亦一二斗，然后诸证渐退，饮食渐进，神气俱复矣。但察其舌黑，则分毫不减，余甚疑之，莫得其解。再后数日，忽舌上脱一黑壳，而内则新肉灿然，始知其肤腠焦枯，死而复活，使非大微②滋补，安望再生。若此一证，特举其甚者纪之。此外，凡舌黑用补而得以保全者，盖不可枚举矣。所以凡诊伤寒者，当以舌色辨表里，以舌色辨寒热，皆不可不知也。若以舌色辨虚实，则不能无误，盖实固能黑，以火盛而焦也，虚亦能黑，以水亏而枯也。若以舌黄、舌黑，悉认为实热，则阴虚之证，万无一生矣。

古按：《金镜录》③曰：舌见全黑色，水克火明矣，患此者，百无一治，治者审之。薛立斋曰：余在留都④时，地官主事⑤郑汝东妹婿患伤寒得此舌，院内医士曾禧曰：当用附子理中

---

① 燕都：燕都或称燕京。原为燕国都城，后为元明清三代都城，即今日北京之别称。

② 微：《景岳全书·伤寒典上·舌色辨十八》作"为"，义胜。

③ 金镜录：语见《敖氏伤寒金镜录·死现舌》。

④ 留都：古代王朝迁都以后，旧都仍置官留守，故称留都。如明太祖建都南京，以开封为北京，以为留都；明成祖迁都北京，以南京为留都。

⑤ 地官主事：即户部主事。户部掌天下土地、人民、钱谷之政、贡赋之差。

汤，人咸惊骇而止。及其困甚治棺，曾与其邻复往①视之，谓用前药犹有生②意。其家既待以死，拚③而从之，数剂而愈。大抵舌黑之证，有火极似水者，即杜学士所谓薪为黑炭之意也，宜凉膈散之类以泻其④阳；有水来克火者，即曾医士所疗者是也，宜理中汤以消阴翳。又须以老生姜切平，擦其舌，色稍退者可治，坚不退者不可治。

又按：弘治辛酉，金台⑤姜梦辉患伤寒，亦得此舌，手足厥冷，吃⑥逆不止，众医犹作火治，几致危殆，判院吴仁斋用附子理中汤而愈。夫医之为道，有是病必用是药，附子疗寒，其效可数，奈何世皆以为必不可用之药，宁视人之死而不救，不亦哀⑦哉！凡用药得宜，效应不异，不可便谓为百无一治而弃之也。

药性炮制歌

草部一百三十九种

出《医宗说约》

人参味甘，功专入肺，止渴生津，大补元气，更能养血，肺热乃忌。细皮光润者佳，去芦切片用。肺中实热，右寸洪大有力勿用，反藜芦。

---

① 往：原作"行"，据《景岳全书·伤寒典上·舌色辨十八》改。
② 生：原作"主"，据《景岳全书·伤寒典上·舌色辨十八》改。
③ 拚（pàn 盼）：舍弃。
④ 其：原作"而"，据《景岳全书·伤寒典上·舌色辨十八》改。
⑤ 金台：指古燕都北京。明·沈榜《宛署杂记·铺行》："当成祖建都金台时，即因居民疏密，编为保甲。"
⑥ 吃：《景岳全书·伤寒典上·舌色辨十八》作"呃"，可参。
⑦ 哀：原作"家"，据《景岳全书·伤寒典上·舌色辨十八》改。

黄芪甘温，力专补气，收汗固表，内伤有济，专托溃疡，生肌大利。绵绵箭干者佳，托疮生用，补气蜜炙，一用盐水炒，表邪实而无汗者勿用。托里得防风而效速。

甘草甘平，健脾强胃，调和诸药，解毒功最，蜜炙温中，生用火退。梢去小便涩痛，节主痈疽肿痛，俱生用，身蜜炙温补。若痞满呕吐者，勿用。反甘遂、海藻、大戟、芫花。

当归甘辛，补血归经，扶虚益损，退热滋阴。头止血上行，身养血中守，尾破血下流，全活血不走，酒浸洗净用，体肥痰盛姜汁炒，恐泥膈①也。风邪初旺者，脾虚泄泻者，湿痰浮肿者，勿用。

川芎辛温，生血调经，能止头痛，开郁上行。小者开郁，不宜单服、久服，酒浸用。

山药甘温，健脾补肾，补阴固精，泻痢能定，消肿长肉，筋骨强盛。人乳拌蒸，喜麦门冬，恶甘遂，单食多食，亦能滞气。

白术苦甘，健脾强胃，除湿利水，痰痞皆退。大者为云术，力大气浊；小者为台术，力小气清。土炒微黄用之，入滋阴药中再用酒拌蒸，佐黄芩则安胎，君枳实则消痞，伤寒动气勿用。

苍术甘辛，健脾平胃，燥湿宽中，郁结开遂。米泔水浸一宿，去黑皮切片炒用，并能发汗定疟祛瘴疫。土燥火炎，干咳声嘶，阴虚便结者，勿用。

白芍酸寒，能收能补，平肝养血，腹痛自可，泻痢崩漏，安胎亦妥。伐肝生用，止痛炒用，和血补血酒炒，敛血止血醋炒，新产妇人勿用，恐酸寒伐生生气也。反藜芦。

赤芍酸寒，除热清目，破血通经，痈肿宜服。产后勿用。

生地微寒，专治血热，骨蒸烦劳，止吐衄血。忌见铁器，酒净用，畏莱菔及子，血虚寒者勿用，肥人多痰姜汁浸炒用。

---

① 泥膈：腻膈之义。

熟地微温，滋肾补血，封填骨髓，劳伤易绝，乌须黑发，耳目清彻。用生地酒浸蒸熟晒干，再浸蒸，如此九次；一法用好酒在砂罐内煮一夜，其色如漆则熟矣。忌畏同生地，多痰姜汁拌炒。

知母味苦，滋阴止渴，自汗骨蒸，烦热可合。生用泻胃火，盐酒炒泻肾火，忌铁，去毛。

贝母微寒，止渴消痰，清心润肺，开郁除烦。去心研末用。出四川、陕西者佳，性轻而治上焦之痰；出浙江者名土贝母，性重而燥，惟治皮里膜外痰块结肿瘰疬，一切疮疡之痰。然肺痈、肺痿及人面疮，古人俱用者。反乌头。

黄芩苦寒，枯泻肺火，消痰利气，风热皆可。条芩安胎，除下焦火，崩淋痛痢，湿热除苦。除风热生用，入血分酒炒，治泻痢姜汁拌炒，治胆热用猪胆汁拌，晒干。细实而坚者名条芩。

黄连苦寒，泻心除痞，止痢厚肠，湿热自已，清目除烦，疮疡不起。清热酒炒，治泻痢姜汁拌炒，开火郁汤泡，吴茱萸拌炒去萸用，肠红下血入猪大肠中煮熟用，痈肿疔疮生用。

大黄大寒，破血消瘀，快膈通肠，积聚尽驱。锦纹者佳，酒浸蒸熟晒干，如此九次，能上达巅顶治头风目疾及久积癥病，治泻痢姜汁拌炒，治伤寒热结生用，治疮疡热结酒炒，血痢韭菜汁拌晒干。

桔梗味辛，疗咽肿痛，载药上升，痰嗽皆用，宽胸利膈，枳壳相若。去芦生用，若用之治肠红久痢、大肠气郁之疾，须炒黄色。

天花粉寒，清热止渴，消痰定嗽，痈肿可夺。

瓜蒌润肺，消痰下气，宽胸清热，更医乳闭。去壳打烂去油用，泻者勿用。

半夏味辛，燥湿化痰，止吐开郁，健脾消涎。有毒，凡使用白矾、生姜、皂牙同煮，以半夏中无白星为度。烦渴及血证胎前勿用。反乌头。

紫苏甘辛，风寒发表，梗下诸气，安胎之宝。夏月不敢用麻黄，以紫苏叶代之。

苏子润肺，开郁下气，定喘消痰，干咳是利。微炒为末。

白芷辛温，阳明头痛，散风祛寒，排脓可用，皮肤瘙痒，通经亦中。

防风甘温，诸风通用，头晕目疼，骨节痹痛。去芦。

独活甘辛，颈项难舒，腰背酸疼，诸风皆除。入肺、肾。

羌活温平，身痛头痛，祛风除湿，活骨舒筋。入膀胱、小肠。

柴胡味苦，寒热胁痛，和解疟疾，升阳宜用。犯火无功，咳嗽气急，痰喘呕逆者勿用。

前胡甘辛，消痰解热，止嗽除痞，又开气结。亦止夜啼鬼。

香附辛甘，疏气开郁，止痛调经，更消宿食。忌铁器，捣去毛。发散消食生用，入血分酒炒，软坚止痛盐水炒，降虚火童便浸，开郁醋炒，止血童便浸炒黑，温经艾汁炒，消痰姜汁炒，又有盐、酒、醋、童便四味合制。

麻黄性温，解表出汗，身热头痛，风寒尽散。去节根切断用之。霜降后春分前，伤寒表实，无汗、头痛如斧劈，身热如火炽方用之；若夏秋虽头痛、发热，不可轻用也。快用则有亡阳、衄血、筋惕之弊。根止自汗。

葛根甘平，阳明发表，解酒止渴，温疟可好。自汗者勿用。

麦冬甘寒，清心润肺，止咳滋阴，烦渴皆济，更除劳热，虚火大利。温水洗去心用，不令心烦，惟伤寒科带心用之。

天冬甘寒，保肺清热，消痰止嗽，喘渴能绝，肺痈肺痿，更治吐血。去心，虚寒者勿用。

五味酸温，止渴生津，气散能收，滋肾强阴，暑热自汗，干咳功成。北产者佳。寒邪初起咳嗽者勿用，小儿尤忌。凡用打碎。

升麻微寒，解毒散风，升提下陷，牙疼可解，辟瘟止泻，清胃有功。形轻坚实，色青绿者佳。

藁本苦辛，巅顶头痛，阴寒肿痛，风湿俱行。

细辛辛温，少阴头痛，破结通关，牙痛功成，风寒湿痹，驱散皆灵。反藜芦，去土叶用，不可单服。

连翘苦寒，泻六经热，解毒消痈，通淋水泄。去心打碎除肺火，只用心赤鼻良验。

泽泻甘咸，利水渗湿，通淋消肿，阴汗可入。炒黄色。

延胡索温，血结诸痛，破瘀调经，跌仆堪用。生用破血，炒用调血，酒炒行血，醋炒止血。

地榆微寒，血热堪用，血痢带崩，金疮止痛。炒黑止血，虚寒下陷、血衰泻痢者勿用。

防己辛苦，风湿脚肿，手足挛急，散热消痈。去皮酒浸洗。

常山苦寒，专截疟疾，最开结痰，水胀可食。有毒，令人吐。吐痰生用，截疟醋炒或同乌梅用，同丁香截三阴疟寒，老人、小儿及虚弱久病者勿用。

龙胆苦寒，疗眼清热，下焦湿痛，疸痢皆绝。酒洗用，入肝、肾。

玄参咸寒，清无根火，目赤咽痛，心烦俱可，散肿解热，肾虚能补。反藜芦，勿犯铜器，坚黑者佳，入心、肺、肾。

丹参味苦，定志养神，生新破瘀，崩带调经，安胎清目，痈肿能平。酒浸去芦用，反藜芦。

苦参苦寒，燥湿清热，痈肿疮疥，逐水散结，黄疸肠风，杀虫妙绝。反藜芦。以糯米泔浸一夜，去浮面腥气，晒干；一用酒拌炒。

红花辛温，最消瘀血，多则通经，少则养血，兼治跌仆，疮毒解截。

三棱苦平，行血行气，消癖削坚，虚人当忌。面裹煨，切片醋炒用，畏牙硝。

蓬术苦温，破积消聚，止痛行血，通经最易，消食开胃，醋炒用例。

天麻辛平，风热眩晕，惊悸风痛，瘫痪俱应。湿纸裹煨熟用。

南星苦辛，能治风痰，破伤跌打，下气开关，麻痹风疾，痈肿皆安。姜汤泡透切片，姜汁浸炒用。妊娠勿服。为末入腊月牯牛胆中阴干，名胆南星。

秦艽苦辛，去湿活筋，肢节风痛，肠风骨蒸。酒洗切片。

远志辛温，益智宁心，清目利窍，壮阳补精。甘草汤泡，去心用。

破故纸温，腰膝酸痛，兴阳固精，盐酒炒用。即补骨脂。

胡芦巴温，暖补肾脏，膀胱诸疝，胀痛皆除。酒洗用。

何首乌甘，填精种子，黑发悦颜，长生不死。忌犯铁器，九蒸九晒用之。

骨碎补温，骨碎折伤，固齿驱风，杀虫最良。即猴姜。

威灵仙温，腰膝冷痛，积痰痃癖，风湿通用。酒洗。

牛膝味苦，除湿痹痿，腰膝酸疼，益阴补髓。去芦，酒洗用。

黄精味甘，能安脏腑，五劳七伤，此药大补。洗净，九蒸九晒用之。钩吻略同，切勿误用。

蒲黄味甘，逐瘀止崩，止血炒黑，破血宜生。

续断味辛，接骨续筋，跌仆折损，且固遗精。酒浸洗用。

益母草甘，调经所宜，产后胎前，生新去瘀。忌犯铁器。

苁蓉甘温，峻补精血，若骤用之，反动便滑。忌犯铁器，酒洗去浮用。

锁阳性温，补阴固精，大便燥结，酥炙用行。大便不实者勿服。

车前性寒，溺涩最宜，利水止泻，带浊有益。炒，细研用。

紫菀苦辛，血痰上气，补虚定喘，寒热并济。酒洗。

百部微寒，肺热咳逆，传尸骨蒸，杀虫有力。酒洗用。

百合味甘，安心定胆，止嗽消浮，痈疽可啖。

款花甘温，理肺消痰，肺痈喘咳，定悸除烦。

兜铃苦寒，肺热久嗽，定喘消痰，能熏痔漏。根名青木香，下气甚速，兼治小肠气。

青黛性寒，开郁清火，惊痫疳痢，发斑俱可。

甘菊味甘，除热祛风，头眩目赤，收泪有功。酒洗晒干用。

薏苡味甘，专除湿痹，筋节拘挛，肺痈肺痿。去壳，净炒用。

丹皮苦寒，止血通经，和伤清热，无汗骨蒸。酒洗用。

菟丝甘平，梦遗滑精，腰疼膝冷，补髓益阴。水淘净用，白酒、糯米泔同入砂罐内煮烂，成饼晒干，入诸药用。

茴香性温，能除疝气，肾脏虚寒，调中暖胃。盐汤浸炒。

砂仁性温，养胃进食，止吐安胎，通经破滞。炒为末。

白蔻辛温，能却瘴翳，益气调元，止呕开胃。去壳，炒为末用。

肉蔻苦温，脾胃虚冷，泻痢不休，功可立等。面裹煨熟，研碎用。

草蔻辛热，治寒犯胃，作痛呕吐，不食能遂。捣末用。

草果味温，消肉除胀，截疟逐痰，解瘟辟瘴。捣末用。

菖蒲辛温，开心通窍，去痹除湿，清声至妙。

附子辛热，性走不守，四肢厥逆，回阳功有。厥冷回阳用生。引诸药行经用面裹火煨，去皮脐切四片，用童便浸透烧干。若入补益丸中，切六片，先用甘草、防风同煮三四滚，去皮脐，甘、防再用，童便煮一日，晒干方无毒也。

天雄大热，壮阳补火，阴寒止痛，面风亦可。制同附子。

乌头性热，温经去风，手足拘挛，回阳兼用。制同附子。

射干味苦，咽喉肿痛，咳逆上气，消痰有中。

旋覆咸甘，祛风开结，胁满稠痰，水湿能绝。

大戟苦寒，消水利便，肿胀癥坚，其功瞑眩。反甘草。

商陆酸寒，赤白各异，赤者消肿，白利水气。

葶苈性寒，利水消肿，痰咳癥瘕，治喘肺痈。隔纸炒用。

牵牛性寒，利水消肿，蛊胀痃癖，散滞除壅。妊娠忌服，黑者属水力速，白者属金效迟，研烂取头末用。

萆薢甘苦，风寒湿痹，腰膝冷疼，添精益气。

木通辛甘，小肠热闭，利窍通经，最能导滞，乳闭难产，淋浊皆治。

通草味甘，善治膀胱，消痈散肿，能通乳房。

灯草味淡，清心定惊，除热利水，夜啼如神。

石斛味甘，却惊定志，壮骨补虚，冷闭可恃。去根酒洗，一法蜜炙。

石韦苦甘，清热利水，癃闭五淋，痈疽可委。拭去毛，羊脂炒焦黄用。

白蒺藜苦，疗疮瘙痒，白癜头疮，翳除目朗。捣，去刺用。

青葙苦寒，治风热湿，明目坚筋，杀虫有力。

木贼味甘，益肝退翳，能止月经，积聚更奇。

茅根甘寒，止血治淋，利水和伤，除热通经。捣汁用。

仙茅辛温，腰足挛痹，壮阳补血，劳伤莫离。乌豆汤中浸一夜，酒拌蒸用。

郁金苦温，破血生肌，吐衄溺血，郁结功奇。小者为郁金。

姜黄味辛，消痈破血，心腹疼痛，下气最捷。大者为姜黄。

牛蒡辛温，能消疮毒，瘾疹风热，咽疼可逐。一名鼠粘子，打末用。

紫草苦寒，心腹邪气，利窍通水，痈肿大利。酒洗用。

白薇苦咸，利水益阴，中风带下，寒热酸疼。酒洗用。

白附辛温，治面百病，血痹风疮，中风诸症。

白鲜皮寒，黄疸头风，咳逆湿痹，疥癣功同。

芦荟性寒，杀虫消疳，癫痫惊搐，服之立安。

胡黄连苦，治劳骨蒸，小儿疳痢，盗汗虚惊。并治痔漏。

泽兰甘苦，痈肿能消，打仆伤损，月事可调。用叶，调经酒洗用。

青蒿苦寒，骨蒸劳热，虚烦盗汗，杀虫功烈。童便浸，晒干用。

巴戟天温，助肾添精，疏风辟邪，酒浸方灵。去骨酒洗。

兰叶甘辛，散久郁气，胆瘅消渴，劫痰癖利。用草兰叶。

决明子甘，能除肝热，目疼收泪，仍止鼻血。炒为末。

蓖麻子辛，利水肿胀，无名肿毒，其功莫量。涂足心下胞胎，涂巅顶收生肠，去壳捣用。

芦根甘寒，客热消渴，噎膈吐逆，利水皆活。捣汁用。

蛇床苦辛，风寒湿痹，诸恶疮癣，阴痛能医。炒。

金银花甘，疗痈无对，未成则散，已成则溃。

山豆根苦，疗咽肿痛，敷蛇虫伤，可救急用。俗名金锁匙，用根口嚼汁吞止咽喉肿痛。

艾叶温平，驱邪逐鬼，漏血安胎，心痛必委。捣作绒，灸百病。

薄荷味辛，最清头目，祛风化痰，骨蒸宜服。

豨莶味苦，祛风除湿，明目补元，乌须强骨。酒蒸用。

蒲公英寒，消疮结核，化食散滞，乳痈可食。

夏枯草寒，瘰疬瘿瘤，散血破癥，目痛须求。

藿香辛温，能止呕吐，发散风寒，霍乱功大。

荆芥味辛，能清头目，表汗祛风，治疮消毒。止血炒黑用，祛风生用。

香薷味辛，伤暑便涩，霍乱水肿，除烦解热。

苍耳甘温，风寒湿痹，头风脑漏，疥癣功奇。炒捣用。

茵陈味苦，退湿除疸，明目发汗，清热所揽。

使君子温，消疳清浊，泻痢诸虫，驱除为乐。去壳取肉，杀虫半生半蒸用。

良姜性热，下气温中，转筋腹痛，宿食能攻。

石莲苦寒，噤口痢疾，解热开胃，白浊淋沥。去壳。

刘寄奴温，破瘀通经，金疮出血，下气除癥。

木部共五十四种

茯神补心，善镇悸惊，健忘善怒，益智安神。

茯苓味淡，渗湿利窍，白化痰涎，赤通水道。去皮入补药用，人乳拌蒸。

琥珀味甘，安魂定魄，破瘀消癥，利水通塞。研细。

松香性温，主安五脏，杀虫定痛，恶疮皆当。治疮用葱汁拌，煮干研用。

柏仁味甘，补心益气，敛汗扶阳，更除惊悸。去壳去油取霜用。

肉桂辛热，善通血脉，腹痛虚寒，温补可得。不见火。

桂枝小梗，横行手臂，止汗舒筋，手足痹利。佐麻黄发汗，同芍药止汗。

木香微温，散滞和胃，诸气能调，吐痢功最。治血分酒磨入，气分汤磨，治湿治痰姜汁磨，不见火。

山栀性寒，解郁除烦，吐衄胃病，降火不难。清上焦郁热，用慢火炒黑。清三焦实火，生用。能清曲屈之火。

吴茱萸热，能调疝气，脐腹寒疼，吐酸用利。去梗炒。

山茱萸温，益髓涩精，除腰膝痛，肾虚耳鸣。去核酒洗用。一云核味涩，遗精连核用。

蔓荆味苦，头痛能医，能除眼泪，拘挛湿痹。

杜仲辛温，强筋壮骨，足痛腰疼，小便淋沥。去粗皮，盐酒炒断丝，一用酥炙，一姜汁炒。

乌药辛温，心腹胀痛，小便滑数，顺气通用。

厚朴苦温，消胀除满，痰气泻痢，其功不缓。去粗皮，姜汁浸炒，亦有生用者。

黄柏苦寒，降火滋阴，骨蒸湿热，下血堪任。去粗皮，切片蜜炒，盐酒炒，人乳炒，童便炒，或生用，随病用之。

桑皮甘辛，止嗽定喘，泻肺火邪，其功不浅。

枸杞甘温，固髓添精，明目祛风，种子如神。酒洗。

骨皮苦寒，解肌退热，有汗骨蒸，强阴凉血。酒洗用。

枣仁味酸，敛汗祛烦，多眠生用，不眠用炒。去壳研末。

益智辛温，安神益气，遗溺遗精，呕逆皆济。去壳研末。

槟榔辛温，破气杀虫，逐水祛痰，专除后重。

腹皮微温，能下膈气，安胃健脾，浮肿消去。水洗三四次，再用甘草汤洗晒干。

丁香辛热，能除寒呕，心腹疼痛，温胃可求。气血胜者忌丁香，以其益气也。

冰片辛苦，善开喉闭，消风明目，杀虫亦易，小儿惊痫，大人痰迷。

猪苓味淡，利水通淋，消肿除湿，多服损肾。去砂石。

苏木甘咸，能行积血，产后月经，兼医仆跌。

沉香降气，暖胃追邪，呃逆足冷，壮阳破结。忌见火，生磨。

乳香辛苦，疗诸恶疮，生肌止痛，心腹痛良。去油为末。

没药温平，治疮止痛，跌打损伤，破血通用。去油为末。

木瓜味酸，湿肿脚气，霍乱转筋，吐血有利。

竹叶味甘，退热安眠，化痰定喘，烦渴安然。用淡竹者佳。

天竺黄寒，解烦除惊，驱邪逐痰，明目清心。

金樱子温，涩精除嗽，脾泄下痢，崩带功奏。去心刺，煎膏用。

郁李仁酸，四肢浮肿，润肠破血，下气宽中。去壳用。

芜荑辛温，痔瘘疥癣，消疳去积，杀虫不鲜。去衣，面炒黄用。

五加皮温，祛痛风痹，健步坚筋，和伤并奇。去骨。

楮实味甘，壮阳助膝，坚筋益气，明目妙极。酒浸一宿，蒸用。

秦皮性寒，散风去湿，风热惊痫，目赤有力。

密蒙甘寒，主能明目，虚翳青盲，服之效速。

辛夷辛温，寒热头风，面肿齿痛，通鼻温中。

蕤仁性温，理气消痰，目赤风肿，止泪相关。破核取仁，去皮尖，研用。

女贞味苦，养精补阴，去风除湿，黑发强筋。酒浸晒干用。

五倍苦酸，疳风疥癣，止泻涩精，明目功快。

牙皂辛咸，通关开窍，头目风泪，胀食皆效。

巴豆辛温，削坚荡积，破癥消痰，通利有力。去皮心膜，或生或熟听用。

金铃性寒，大热癫狂，通水利便，心痛亦当。

雷丸苦咸，解蛊杀虫，胃热癫痫，逐水有功。

钩藤味苦，小儿寒热，惊痫胎风，舒筋活血。

血竭味咸，跌仆损伤，生肌止痛，破血功良。

茶茗微寒，解渴能济，上清头目，消痰下气。

阿魏辛温，除癥破结，禁疟杀虫，传尸可灭。

干漆辛温，通经破积，除痹杀虫，心疼有益。炒令烟尽用。

枫香辛苦，辟恶驱风，齿痛下痢，瘾疹有功。一名芸香。

蜀椒辛热，冷气咳逆，风寒积聚，辟瘟消食。微炒出汗，闭口者勿用。

菜部十种

生姜性温，散风驱寒，痰嗽呕吐，泄痢能安。

干姜味辛，温中发表，沉寒痼冷，其功不小。炒黑能止血，并治虚热。

萝卜辛温，下气消食，止嗽解渴，消面宜吃。熟者补脾胃，卜子功相同，炒研用。

白芥子温，专化胁痰，疟痞翻胃，下气除涎。炒研。

韭味辛温，补肾益阳，遗精白浊，瘀血堪尝。捣汁用子，功用尤胜，神昏目暗者勿服，忌糖、蜜、牛肉。

大蒜辛温，化肉消谷，霍乱转筋，散痈解毒。多用伤目。

胡荽辛温，头痛消食，散疹驱痘，肢热有益。忌斜蒿同食，令人汗死。

葱白辛温，散邪发汗，伤寒头痛，安胎有干。畏蜜、枣菜、常山，同食杀人。

冬葵子寒，疗淋利便，主滑胎产，通乳立见。

白冬瓜甘，烦渴最善，消胀止淋，能通二便。

人部九种

人乳味甘，补阴益阳，悦颜明目，羸瘦仙方。

金汁甘寒，解毒疗疮，天行狂热，虚热可当。用两头有节竹筒刮薄，入人粪池，汁浸七日，取汁用，入甘草，固曰浸，名人中黄。

屎蛆甘咸，疗疳除积，肚腹胀满，小儿有益。

童便咸寒，劳热吐衄，痰喘咳嗽，产后劳蓐，生津止渴，和伤攻足。

发灰苦温，治嗽驱淋，补阴止血，吐衄如神。多产妇人将发洗净，置饼中，火煅通红，放冷研用，发灰酒服，极善催生。

紫河车温，疗诸虚损，劳瘵骨蒸，培植根本。

天灵盖咸，传尸劳瘵，瘟疟血崩，投之有赖。人顶盖骨烧存性。

死人枕咸，传尸鬼疰，邪气石蛔，煎汤可服。用毕送还原处，人脑后骨。

禽兽部十九种

黑嘴白鸭，大补虚劳，兼除水肿，热毒可消。白目者能杀人，忌龟鳖肉。

乌骨毛鸡，甘温补虚，折伤诸痈，安胎并奇。

雄雀性热，壮阳益气，脑主耳聋，血点雀盲。粪名白丁香，能溃痈疽。

雀卵酸温，男子阴痿，益精种子，下气可委。

伏翼味咸，去翳明目，逐淋利水，延年久服。屎名夜明砂，主寒热积聚。

龙骨甘平，梦遗精泄，崩带肠痈，泻痢惊热。

虎骨味辛，专治脚膝，定痛追风，能壮筋力。酥炙，捣末。

犀角酸寒，化毒辟邪，解热止血，癫狂自歇。镑末用。

羚羊角寒，明目清肝，却惊解毒，邪热能安。镑末用。

牛黄味苦，大治风痰，安魂定魄，惊痫灵丹。研。

麝香辛温，善通关窍，伐鬼安惊，解毒甚妙。忌火、蒜。

鹿茸甘温，益气滋阴，泄精尿血，崩带虚羸。酥炙用。

阿胶甘温，止咳脓血，吐衄胎崩，虚羸可啜。蛤粉炒成珠，或面炒。

熊胆苦寒，风痰狂热，惊痫黄疸，恶疮可绝。辟尘者佳。

腽肭脐①热，添精助肾，心腹疼痛，补虚堪任。

---

① 腽肭脐：海狗肾之别名。海狗肾多为海豹和海豹科动物斑海豹、点斑海豹的阴茎和睾丸。

狗肉咸热，壮阳补伤，更益气力，带漏亦良。

羊肉甘热，补脾益气，虚劳寒冷，心惊能济。

黄牛肉甘，健脾益气，壮骨强筋，乳养心肺，更解热渴，大肠滑利。

猪肉微寒，补脾益气，蹄能下乳，疮疡皆利，脏止肠红，肺能润肺，肾止腰痛，心定惊易，舌能健脾，油涂疮例，脑治头眩，颐消积痢，多食动风，生痰最忌。

虫鱼部共二十六种

蜂蜜甘平，益气补中，止咳解毒，润肠有功，除烦定惊，虚热可攻，蜡能止痢，疮疡所通。蜜炼熟用，忌生葱。

牡蛎咸寒，涩精止汗，崩带胁痛，老痰祛散。火煅研末，左顾者佳。

珍珠气寒，镇惊除痫，开聋磨翳，止渴坠痰。研极细用。

石决明咸，青盲内障，风热骨蒸，益精可仗。九孔、七孔者良，以面裹煨，研细用。

龟甲咸甘，滋阴补肾，逐瘀续筋，更医颅囟。酥炙，研细用。

鳖甲咸平，劳嗽骨蒸，散瘀理疟，去痞除崩。酥炙，研细用，醋炙亦可。

蕲州乌蛇，专主诸风，瘾疹瘙痒，风淫有功，须眉脱落，塞耳治聋。酒洗，酥炙用。

花蛇性温，瘫痪喝斜，大风癞疥，诸毒莫嗟。

虾蟆甘寒，除邪破血，解热疗疳，痈肿宜贴。

蝎味甘辛，中风风痫，手足抽掣，风痰可损。去盐土，炙黄用。

五灵脂温，力能行血，心腹疼痛，目翳能绝，产晕儿疳，炒熟止血。

蜈蚣辛温，解虫蛇毒，心腹结聚，堕胎力足。去头足，炙黄用。

蜗牛咸寒，筋脉拘挛，脱肛痔痛，疔毒儿疳。或生研，或炙用。

僵蚕味咸，诸风惊痫，湿痰喉痹，疮毒溃坚。炒黄捣末。

蝉退甘寒，消风定惊，杀疳除热，退翳催生。

猬皮苦甘，肠风痔漏，翻胃腹痛，阴肿功奏。酥炙黄，捣末。

土鳖味咸，折伤行血，下乳通经，去积尤捷。火酒浸，瓦上炙干用。

蜣螂咸酸，通肠治胀，破血堕胎，惊风全仗。去足翅，火炙。

斑蝥有毒，破血通经，诸疮瘰疬，水道能行。去足翅，糯米拌炒，以米黄为度，去米用。

山甲性寒，五邪惊悸，恶疮疥癣，去风亦易。土拌炒黄捣末。

鲫鱼味甘，温胃健脾，补虚进食，肠风能医。烧灰可敷诸疮。

鲤鱼甘平，气喘咳逆，水肿黄疸，止渴安胎。

乌贼骨咸，驱翳止泪，崩漏带下，金疮血遂。

鳗鲡甘平，疗虚壮阳，传尸诸虫，带下阴疡。煎膏敷疮。

鳝鱼甘温，产后淋沥，肠鸣腹痛，脾气补益。血堪涂癣。

蟹味咸寒，散血破结，养筋益气，胸烦闷泄。捣涂漆疮，爪主破血堕胎。

金石部共三十种

金银箔辛，安心养神，惊悸癫狂，邪热俱灵。多服有毒，以鹧鸪肉解之。

黄丹味辛，吐逆癫狂，止痛生肌，截疟神方。熬铅所作，山东者佳，入血分。

胡粉性寒，杀虫解毒，破结消痈，生肌长肉。化铅所作，入气分。

铜青苦涩，敛疮止血，清目杀虫，去腐妙绝。

铁浆性平，镇心坠结，癫痫狂乱，解毒亦捷。

水银辛寒，杀虫除疥，堕胎绝孕，升丹功大。

轻粉辛寒，疮疡拔毒，虫癣疥癞，疳积亦服。即水银所升者。

陀僧辛咸，镇心堕痰，嗽呕痰痢，癣痔俱关。研细水飞用，不可多服。

丹砂甘寒，明目镇心，除烦止渴，益气安神。研末水飞用，升炼服之杀人。

钟乳甘温，壮元益阳，利窍下乳，解毒甚良。研末，水飞用。

白矾酸寒，清喉明目，寒热泄痢，诸疮解毒。光明如水晶者佳，收敛之剂，弗宜骤用。

禹余粮甘，骨节疼痛，寒热咳嗽，烦满崩中。煅。

芒硝性寒，攻下燥结，留血停痰，伤寒实热。炼作芒硝，性缓。再炼名元明粉，性更缓。

滑石甘寒，利水解渴，开胃降火，伤暑能活。白色者佳，研细水飞用。

石膏性寒，清胃解肌，止渴生津，头痛可医。大热生用，煨熟研末性缓，兼敷热疮。

青盐性寒，补肾益气，明目止痛，更消积聚。

食盐味咸，能吐中痰，心腹卒痛，过多损颜。炒热熨心腹诸痛，并洗眼。

雄黄甘辛，辟邪解毒，更治蛇虺，喉风息肉。中无砂石者，研细水飞用。

紫石英温，宁心定惊，咳逆邪气，肿毒能倾。

赤石脂温，保固肠胃，溃处生肌，泻痢功最。火煅用。

寒水石寒，能清大热，腹中积聚，热渴俱捷。研用。

蓬砂性温，止嗽消痰，善理喉痹，破结开关。研用。

胆矾性寒，清热杀虫，善吐风痰，惊痫可功。研用为末，吹乳蛾立效。

青礞石辛，荡涤宿痰，消磨食积，其功不凡。研细，同火硝煅红，水淘净，晒干用。

无名异平，消肿败毒，止痛生肌，金疮长肉。研细用，一法醋磨。

玉屑味甘，明目养神，除烦止渴，宁心定惊。捣如米，苦酒浸之，消如泥用。

自然铜辛，主破积聚，疗伤续筋，止痛最易。火煅醋淬九次。

石燕性凉，利便除淋，肠风痔漏，产难能平。火煅醋淬九次，研细水飞用。

磁石咸寒，能疗湿痹，目昏耳聋，肿毒亦医。吸铁者佳，火煅醋淬七次，研细用。

硫黄大热，除癣疥疮，壮阳遂冷，杀虫妙方。甘草汤煮，研用。

果部共十八种

陈皮甘温，顺气宽膈，留白和脾，消痰去白。麸炒。

青皮苦寒，能攻气滞，消坚平肝，胁痛能治。醋炒，去穰。

枳壳微温，快气宽肠，胸中气结，胀满为良。麸炒，去穰。

枳实味苦，消食除痞，破积化痰，冲墙倒壁。麸炒，去穰。

杏仁温苦，风痰喘嗽，大肠气闭，便难功奏。泡，去皮尖，炒，为末用。

桃仁甘寒，能润大肠，通经破瘀，血瘕堪尝。去双仁，泡，去皮尖，炒，为末用。

大枣味甘，主和百药，能益五脏，补气虚弱。入药煎，洗净，打碎；入丸药煮烂，去皮核。

乌梅酸温，收敛肺气，止渴生津，能安泻痢，自汗肠红，截疟亦利。

藕味甘平，散瘀①除衄，消食止渴，更解热毒，汁止吐血，节和伤速。

枇杷叶苦，止嗽清痰，和胃定呕，解渴除烦。刷去黄毛，蜜炙用。枇杷润五脏止渴。

榴皮酸涩，精漏下痢，肠风下血，染须亦易，子能止渴，花医吐血。

山楂甘酸，健脾消食，行血散气，癫②疝有益。捣末用，炒黑能治血积。

梨性甘寒，消痰止嗽，清喉降火，解渴功奏。捣烂，取汁用。

柿甘涩寒，主润心肺，痰嗽热渴，止血须记。柿干补虚，厚肠止痢。忌同蟹食，呃逆用姜③。

芡实甘平，补脾涩精，暖腰去湿，明目安神。去壳炒。

胡桃甘平，和伤通经，肌肤滑润，腰痛如神。去衣用，过食动风生痰。

龙眼甘温，补虚益智，健忘怔忡，明目同治。中满气膈者勿用，去壳取肉。

橄榄甘涩，开胃下气，酒食渴泻，鱼毒皆利。核中仁可涂口唇燥裂。

谷部共十一种

麦芽性温，下气消食，健脾开胃，止胀吐逆。炒黄，研用。

神曲甘温，消食开胃，止泻遂痰，胀满能退。炒，研。

---

① 瘀：原作"关"，据《医宗说约·药性炮制歌》改。
② 癫：原作"癞"，据《本草纲目·山楂》改。
③ 姜：《医宗说约·药性炮制歌》作"蒂"。

酒性大热，辟秽御寒，通行血脉，莫饮大醋。外科及和伤药，酒水各半煎，行经药煎热后入酒。

醋消肿毒，胃脘气疼，能消积聚，血晕如神。

饴糖甘温，润肺和脾，嗽渴自汗，消痰补虚。中满呕吐湿热者勿用。

胡麻甘平，润肌填脑，益气补虚，明目不老。蒸九次。

白扁豆温，补脾止泻，霍乱转筋，酒毒须借。叶主蛇虫咬伤，花主赤白带，炒，捣。

赤小豆平，止泻利水，排痈解热，便血功最。或炒或煮。

芝麻性甘，行风通血，滑肠润肌，白浊能绝，油能解毒，疮癣妙诀。

豆豉苦寒，烦躁满闷，寒热头痛，解表须问。

绿豆甘寒，散疹厚肠，消肿下气，热毒最良。

药本五味歌

酸为木化气本温，能收能涩利肝经。
苦为火化气终热，能燥能坚心脏舌。
甘始土生气化湿①，能开缓掺②从脾行。
辛自金生气滞燥，能开润泻通肺窍。
咸从水化气生寒，下走软坚足肾道。
淡味方为五行本，运用须知造化要。

引经报使药歌

小肠膀胱属太阳，藁本羌活是本乡。三焦胆与肝包络，少

---

① 湿：原作"温"，据上下文义改。
② 掺：疑作"渗"。

阳厥阴柴胡强。大肠阳明并足胃，葛根白芷升麻当。太阴肺脉中焦起，白芷升麻葱白乡。脾经少与肺部异，升麻煎之白芍详。少阴心经独活主，肾经独活加桂良。通经用此药为使，岂能有病到膏肓。

心与小肠相表里，心包络与三焦相表里，肺与大肠相表里，脾胃二经相表里，肝胆二经相表里，肾与膀胱相表里。惟表里者病有相连，药可相通。

六陈歌

枳壳陈皮半夏齐，麻黄狼毒吴茱萸。
六般之药宜陈久，用药方知奏效奇。

十八反歌

《本草》明言十八反，逐一从头说与听。人参沙参与芍药，玄参紫参及细辛，苦参丹参共八味，一见藜芦便杀人。白及白蔹并半夏，瓜蒌贝母五般真，莫见乌头与乌喙，逢之一反迅如神。大戟芫花兼海藻，却与甘遂四般共，若遇甘草同煎服，纵有良医活不成。外有六般相反物，切须避记认之真，蜜蜡莫与葱相见，藜芦勿使酒来浸，石决明休见云母，犯了之时祸不轻。

又捷径歌：

《本草》明言十八反，半蒌贝蔹及攻乌，藻戟遂芫俱战草，诸参辛芍反藜芦。

十九畏歌

硫黄原是火之精，朴硝一见便相争。水银莫与砒霜见，狼毒最怕密陀僧。巴豆性烈最为上，偏与牵牛不顺情。丁香莫与郁金见，牙硝难合荆三棱。川乌草乌不顺犀，人参最怕五灵脂。

官桂善能调冷气，若逢石脂便相欺。大凡修合看顺逆，炮制炙煿[①]莫相依。

妊娠服药禁歌

蚖斑[②]水蛭及虻虫，乌头附子配天雄，野葛水银并巴豆，牛膝薏苡与蜈蚣，三稜芫花代赭麝，大戟蝉蜕黄雌雄，牙硝芒硝牡丹桂，槐花牵牛皂角同，半夏南星与通草，瞿麦干姜桃仁通，硇砂干漆蟹爪甲，地胆茅根都失中。

炮制药歌

芫花本利水，非醋不能通。绿豆本解毒，带壳不见功。草果消膨效，连壳反胀胸。黑丑生利水，远志苗毒逢。蒲黄生通血，熟补血运通。地榆医血药，连梢不住红。陈皮专理气，留白补胃中。附子救阴药，生用走皮风。草乌解风痹，生用使人蒙。人言烧过用，诸石火煅红。入醋能为末，制度必须工。川芎炒去油，生用气痹痛。凡制常钦法，方[③]能专化工。知母桑白天麦门，首乌生熟地黄分，偏宜竹片铜刀切，铁器临之便不驯。乌药门冬巴戟天，莲心远志五般全，并宜剔去心方妙，否则令人烦躁添。浓朴猪苓与茯苓，桑皮更有外皮生，四般最忌连皮用，去净方能不耗神。益智麻仁柏子仁，更加草果四般论，并能去壳方为效，不去令人心痞增。何物还须汤泡之，苍术半夏与陈皮。更宜酒洗亦三味，苁蓉地黄及当归。

---

① 煿（bó 博）：煎炒或烤干食物。《集韵》：“本作爆。”

② 蚖斑：蚖，即地胆，又名蚖青、杜龙、青虹、蛇要、青蝥、青蠵。斑，即斑蝥。

③ 方：“方”字后一百六十五字原脱，据《珍珠囊药性赋》补。

卷　三

伤寒诸方

升阳发表汤 第一

冬月正伤寒，头疼，发热恶寒，头脊强重，脉浮紧，无汗，是足太阳膀胱经表症。若头如斧劈，身似火炙者，宜此方。

麻黄　杏仁　桂枝　甘草　川芎　白芷　羌活　防风
升麻

上剉，姜、葱、豆豉，水煎，热服，出汗。汗出药止，勿多服。

疏邪实表汤 第二

冬月正伤风头疼，发热恶寒，鼻塞，头重脊强，脉浮缓，自汗，为表症也，此足太阳膀胱经受邪，当实表散邪，无汗者不可服。

桂枝　芍药　甘草　防风　川芎　羌活　白术去芦

上剉，生姜三片，枣二枚，水煎温服。

汗不止加黄芪蜜水炒。喘加柴胡、杏仁。胸中饱闷加枳壳麸炒去穰、桔梗。

羌活冲和汤 又名神解散 第三

春夏秋非时感冒，暴寒头疼，发热恶寒，无汗脊强，脉浮紧，此是太阳膀胱受邪，是表症，宜发表，不与冬时正伤寒同治法。此汤非独治三时暴寒，春可治瘟，夏可治热，秋可治湿，治杂病亦有神也。可代麻黄、桂枝汤，大青龙汤，各半汤。乃太阳经神药也。

苍术米泔制，一钱　羌活一钱　防风一钱五分　川芎一钱五分
白芷一钱　细辛三分　黄芩一钱　生地一钱　甘草三分

上剉，生姜、葱白，水煎，热服，出汗。胸中饱闷加枳壳
去穰、桔梗去芦。夏月加石膏、知母。有汗去苍术加白术，再不
止去细辛加黄芪蜜炙，如再不止以小柴胡汤加桂枝芍药一钱，
名神术汤。不作汗加苏叶。

柴葛解肌汤 第四

足阳明胃经，身热，鼻干，不眠，微恶寒，头痛，眼眶痛，脉微洪，宜
解肌，属阳明经病。其正阳明腑病，别有治法。

柴胡　黄芩　葛根　芍药　羌活　石膏末　白芷　桔梗
甘草

上剉，姜、枣煎服。本经无汗恶寒，去黄芩加麻黄。

柴胡双解散 第五

即小柴胡汤是也，加茯苓、白芍。

足少阳胆经，耳聋胁痛，寒热呕而口苦，脉来弦数，属半表半里，宜和
宜解。此经胆无出入，有三禁，不可汗、下、利小便也。

柴胡　黄芩　半夏汤泡　人参　甘草　白茯苓　白芍药

上剉散，姜、枣煎服。呕加陈皮、竹茹、姜汁。痰多加瓜
蒌、贝母。口干加知母、石膏。心中饱闷加桔梗、枳壳。心下
痞满加枳实、黄连。内热甚，错语，心烦不得眠，合黄连解毒
汤。小便不利，大便泄泻，合四苓散。夹热而利，加炒黄连、
白芍。

桂枝大黄汤 第六

足太阴脾经，腹满而痛，咽干而渴，手足温，脉沉而有力，此因邪热从
阳经传入阴经也。

桂枝　大黄　芍药　甘草　枳实　柴胡

上剉，生姜煎，临服加槟榔磨水二匙入药，温服。

加味理中汤第七

伤寒自受其寒，病实中阴经是也。初得病无热，无头疼，止有腹痛，怕寒厥冷，或下利呕吐，不渴，脉沉迟无力。

人参　白术　干姜炮　甘草　肉桂　陈皮

上剉，生姜三片，水煎。临服加木香磨一匙，姜汁同服。

茵陈将军汤第八

足太阴脾经，腹满，身自发黄，小便不利，大便实，发渴，或头汗至颈而还，脉来沉重者，宜用此方。

茵陈　大黄　栀子　黄芩　枳实各一钱　甘草稍三分　滑石末二钱　厚朴

上剉，滚水煎，热服，以利为度。但头汗出，身无汗，小便不利，渴饮水浆，身不发黄，宜此药调下五苓散。

导赤散第九

伤寒小水不利，小腹满，或下焦蓄热，或饮水过多，或小水短赤而渴，脉沉数者，以利小便为先，惟汗后亡津液与阳明汗多者，则以利小便为戒。

茯苓　猪苓　泽泻　桂枝　白术　甘草　滑石　山栀

上剉散，生姜一片，灯心二一根，入盐二字①调服。中湿，身目黄者，加茵陈。水结胸症，加木通、灯心。如小水不利，而头汗出者，乃阳脱也。如得病起无热，但谵语烦躁不安，精采②不与人相当，此药治之。

六一顺气汤第十

伤寒邪热传里，大便结实，口燥咽干，怕热谵语，揭衣狂妄，扬手掷足，

---

① 字：中药剂量单位。一钱的四分之一。
② 精采：亦作"精彩"。精神，神采。《文选·宋玉＜神女赋＞》："目略微盼，精彩相授。"李善注："精神光采相授与也。"

斑黄阳厥，潮热自汗，胸腹满硬，绕脐疼痛等症，可代大小承气、调胃承气、三乙承气①、大柴胡、大陷胸等汤之神药也。谵言妄语②，身当有热，脉宜洪大，反手足厥冷，脉沉细而微者，死。

　　柴胡　黄芩　芍药　枳实　厚朴　芒硝　大黄　甘草

　　上剉散，水煎，临服入铁锈③水三匙调服。

如神白虎汤第十一

身热渴，而有汗不解，或经汗过渴不解者，脉来微洪，无渴不可服。

　　石膏　知母　甘草　糯米　人参　麦门冬　五味子　山栀子　天花粉

　　上剉，生姜一片，枣一枚，淡竹叶十片，同煎服。心烦加竹茹。湿温症，热不退，而大便溏者，依古方加苍术。

三黄石膏汤第十二

阳毒发斑，身黄如涂朱，眼珠如火，狂叫欲走，六脉洪数，烦渴欲死，鼻干面赤，齿黄。过经不解，已成坏症，表里皆热，欲发其汗，病热不退，又复下之，大便遂频，小便不利，亦有错治温症而成此症者，又治汗下后三焦生热，脉洪谵语，昼夜喘息，鼻痔加衄，狂可欲死者。

　　黄连　黄芩　黄柏　栀子　麻黄　石膏　豆豉

　　上剉，生姜细茶煎服。

茵陈退黄散第十三

伤寒发黄症，身目俱黄如金色，小便如浓煎柏汁，诸药不效者。

　　柴胡　升麻　茵陈　龙胆草　木通　甘草　滑石　黄连　黄芩　黄柏　栀子

---

　　①　三乙承气：《寿世保元·伤寒诸方》作"三一承气"，即河间三一承气汤。

　　②　语：原脱，据《寿世保元·伤寒诸方》补。

　　③　锈：原作"秀"，据《寿世保元·伤寒诸方》补。

上剉散，灯草煎服。大便实加大黄。目精黄倍龙胆草。虚弱人加人参。外用生姜捣烂，时时于黄处擦之，其黄自退。

三黄巨胜汤第十四

阳毒发斑，狂妄乱言，大渴叫喊，面赤，脉数有力，发斑黄，大渴，大便燥实，上气喘急，舌卷囊缩者，难治。

石膏　黄连　黄芩　黄柏　甘草　大黄　芒硝　枳实
山栀

上剉，姜、枣煎服。

冲和灵宝饮第十五

两感伤寒，头疼身热，恶寒舌干，口燥。如阳先受病者，先以此汤投之。如阴先受病者，当先以六一顺气汤攻里下之。如里先下利，身体痛者，又当以回阳救急汤。

羌活　防风　生地黄　川芎　细辛　甘草　黄芩　柴胡
白芷　葛根　石膏

上剉，姜、枣煎，临服加薄荷十片，煎一沸，热服，中病即止。冬月去黄芩、石膏，加麻黄。

桃仁承气汤第十六

热邪传里，热蓄膀胱，其人如狂，小水自利，大便黑，小便满痛，身目黄，谵语燥渴，为蓄血症，脉沉有力，宜此。下尽黑物则愈，未服前而血自下者为欲愈，不必服。

桃仁　桂枝　大黄　芒硝　柴胡　甘草　青皮　枳实　芍药　当归

上剉，姜、枣煎，临服入苏木二钱，煎二沸，热服。

消斑青黛饮第十七

热邪传里，里实表虚，血热不散，热气乘虚出于皮肤而为斑也，轻如疹子，重如锦纹，重甚则斑烂皮肤，或本属阳，误投热药，或当汗不汗，当下不下，或下后未解者，皆能致此。不可发汗，重令开泄，更加斑烂也，其或大便自利，拂郁短气，燥粪不通，黑斑主不治。凡汗下不解，耳聋足冷，烦闷咳呕，便是发斑之候。

柴胡　玄参　黄连　知母　石膏　生地黄　山栀子　甘草　犀角　青黛　人参

上剉，姜、枣煎，临服入醋一匙服。大便实，去人参加大黄。

生地芩连汤第十八

鼻血成流不止者，或热毒入深吐血不止者，并治，若见耳目口鼻并出血者，则为上厥下竭，不治之症也。

柴胡　生地黄　黄连　黄芩　犀角如无，以升麻代之　山栀子　甘草　川芎　桔梗　芍药

上剉，枣煎，临服入捣韭汁，磨墨一匙，调之，温服。

加减犀角地黄汤第十九

烦躁，渴欲饮水，水入不下者，属瘀血在上焦，则邪热入里也。

犀角　当归　黄连　苦参　甘草　生地黄　枳壳　桔梗　赤芍　红花　牡丹皮

上剉，生姜一片，临服入藕汁二匙，如无，韭汁亦可。

回阳救急汤第二十

有伤寒衄血，将解未尽，或热极及吐血不尽，医不知其症，遂用凉药之剂止住，其衄血留结于心胸之分，故满痛而成血结胸也。用加减犀角地黄汤治之。伤寒初起，无头痛，无身热，便就怕寒，四肢厥冷，或过于肘膝，或腹痛吐泻，或口吐白沫，或流冷涎，或战栗，面如刀刮，引衣踡卧，不渴，脉沉迟无力，即是寒中阴经，真寒症不从阳经传来。

大附子制　干姜　人参　肉桂　半夏　五味子　白茯苓

甘草炙　白术炒　陈皮

上剉，姜、枣煎服。无脉者加猪胆汁一匙。呕吐不止加姜汁。泄泻不止加升麻、黄芪。呕血吐沫，或有小腹痛，加盐炒吴茱萸。

回阳返本汤第二十一

阴极发燥，微渴面赤，欲坐卧于泥水井中，脉沉迟无力，或脉全无欲绝者，不可服凉药。若误认为热症而用凉药，死不可复生矣。服热药而燥不止者，宜再服，燥自定矣。决不可服凉药也。

大附子面裹，火煨，去皮脐　干姜炒　甘草炙　人参　麦门冬五味子　肉桂　陈皮　腊茶

上剉，姜、枣煎，临服入蜜二匙，顿含服之。无脉加猪胆汁一匙。呕者入姜汁炒半夏。

柴胡百合汤第二十二

伤寒瘥后，昏沉发热，渴而谵语，失神及百合、劳复、食复等症。

柴胡　人参　黄芩　百合　知母　茯苓　芍药　鳖甲甘草

上剉，姜、枣煎，临服入生地黄捣汁一匙，温服。

如圣饮第二十三

伤寒重感寒湿，则成刚柔二痓，头面赤，项强直，手足搐，头摇口噤，背张与瘈疭同治法。

羌活　防风　川芎　白芷　柴胡　甘草　芍药　当归　乌药　半夏　黄芩

上剉散，生姜三片，火煎，临服入姜汁、竹沥温服。有汗是柔痓，加白术、桂枝。无汗是刚痓，加麻黄、苍术。口噤咬牙者，大便实，用大黄利之。

温经益元汤第二十四

汗下后，头眩，振振欲倒地，及肉瞤筋惕，或大汗后，卫虚亡阳，汗出不止，或下后利不止，脉来无力。

大附子炮　人参　白术去芦，炒　甘草炙　白芍炒　当归酒洗黄芪蜜炒　生地黄　干姜　肉桂

上剉，姜、枣、糯米炒，水煎，温服。

逍遥汤第二十五

伤寒产后，血气未平，劳动助热，复还于经络，因与妇人交接淫欲而复发，不易有病者，谓之劳复。因交接淫欲而无病之人反得病者，谓之①阴阳易。予曾见舌出数寸，而死者多矣。此症最难治，然瘥后发大热，昏沉错语，失神，小腹绞痛，头不能举，足不能移，眼中生花，百节解散，热气冲胸，男子则阴肿，入腹制②痛，妇人则里急，腰胯重，引腹内痛，此男女劳复、阴阳易也，宜服。

人参　知母　竹青　如卵缩腹痛③倍加黄连　甘草　滑石生地黄　柴胡　犀角　韭根

上剉，姜、枣煎，临服入烧裈④裆末一钱半，调服，有汗出为效。汗不出再服，以小水利，阴头肿急愈。

升阳散火汤第二十六

伤寒热症，叉手摸心，循衣摸床，谵语昏沉，不省人事。俗医不识，见病便为风症，而因用风药，误人多矣。殊不知汗热乘于肺金，元气虚不能自主持，名曰撮空症。小便利者治，不利者不可治。

---

① 之：原作"者"，据《寿世保元·伤寒诸方》改。

② 制：《寿世保元·伤寒诸方》作"刺"。

③ 卵缩腹痛：《寿世保元》逍遥汤方中无黄连、甘草，于方下加减中有："如卵缩腹痛，加黄连一钱、甘草一钱。"

④ 裈（kūn 昆）：古代称裤子为裈。

人参　当归　黄芩　柴胡　麦门冬_{去心}　白术_{去芦,炒}　芍药　陈皮　甘草　白茯苓_{去心}

上剉，姜、枣煎，入金首饰同煎，热服。有痰加半夏。大便燥实，谵语，发渴，加大黄。泄泻者，加升麻、白术炒。

再造散_{第二十七}

患头疼发热，项脊强，恶寒无汗，用发汗药二三剂，汗不出者，此阳虚不能作汗者，名曰无阳症。宜。

黄芪　熟附子　人参　桂枝　白芍　防风　细辛　羌活　煨生姜　川芎　甘草

上剉，枣二枚，水煎，温服。夏月加黄芩、石膏。冬月不必加。

黄龙汤_{第二十八}

有患心下硬痛，下利纯清水，谵语发渴，身热。庸医不识此症，但见下利便呼为漏底伤寒，而使用热药止之，就如抱薪积火，误人死者多矣。殊不知此因邪热传里，胃中燥屎结实，此利非内寒而利，乃逐日自饮汤药而利也，直急下之，名曰结热利症，身有热者，宜用此汤。

大黄　芒硝　枳实　厚朴　甘草　人参　当归

上剉，姜、枣煎，再加桔梗，煎一沸，热服。年老气血虚者，去芒硝。

调荣养胃汤_{第二十九}

有患头疼身热，恶寒微渴，溅然汗出，身疼痛，脚腿酸疼，无力沉倦，脉空浮而无力。庸医不识，因见头疼、恶寒、发热，便呼为正伤寒，而大发其汗，所以轻变重而害人者多矣。殊不知劳力内伤寒血，外感寒邪，宜甘温之剂则愈，名曰劳力伤寒症。宜服：

黄芪　人参　白术　陈皮　当归　柴胡　甘草　即补中益气汤去升麻，加川芎、羌活、防风上剉，生姜、枣子、葱白煎服。

内伤夹外感者，以补中益气汤、八味为上，从六经所见之症加减用之。如见太阳症，头项痛，腰脊强，加羌活、藁本、桂枝。如阳明，则身热目痛，而鼻干不得卧，加葛根，倍升麻。如少阳，则胸胁痛，耳聋，加黄芩、半夏、川芎，倍柴胡。如太阴，则腹满而嗌干，加枳实、厚朴。如少阴，口燥舌干而渴，加生甘草、桔梗。如厥阴，烦满囊缩，加川芎。如变症发斑，加葛根、玄参，倍升麻。内伤夹痰，加半夏、竹沥，仍入姜汁传送。

泻心导赤饮第三十

伤寒渐变神昏不语，或睡中独语一二句，目赤神焦，将水与之则咽，不与则不思，形如醉人，此邪传入心经，因心火上而逼肺，所以神昏，故名曰越经症。宜用：

黄连　黄芩　甘草　犀角　麦门冬　滑石　山栀　茯苓
知母　人参

上剉散，姜、枣、灯心煎服，入生地黄汁二匙。

复元汤第三十一

有患伤寒，无头痛，无恶寒，身微热，面赤，微渴，目无精光，口出无论①语，脉数无力，此汗下太过，下元虚弱，此无根虚火泛上，名曰戴阳症。宜：

熟附子　甘草　干姜　人参　黄连　五味子　知母　芍药
麦门冬

上剉散，姜、枣、葱煎，临卧入童便二匙温服。

---

① 论：通"伦"，《释名·释典艺》："论，伦也，有伦理也。"

桂苓饮子第三十二

伤寒初得，症无热，狂言，烦躁不安，精采不与人相当，不可认为发狂而用下药，死者多矣，不知此因邪热结膀胱，名曰如狂症。宜用：

猪苓　泽泻　桂枝　甘草　黄柏　知母　白术　山栀　滑石

上剉，生姜、灯心二十四茎煎服。

当归活血汤第三十三

有患无头疼，无恶寒，止发大渴，小便利，大便黑，口出无论语，此内伤血郁肝脾之症，使人昏迷沉重，错语，故名夹血，如见鬼祟。

当归　赤芍　甘草　红花　桂枝　干姜　生地黄　桃仁泥　枳壳麸炒　柴胡　人参

上剉，姜一片，水煎，入酒三匙同服，一二剂后，去桃仁、红花、干姜、桂枝，加白术、茯苓。

加味导痰汤第三十四

有患憎①寒壮热，头痛昏沉，迷闷，上气喘急，口出涎沫，此因内伤七情，以致痰②迷心窍，神不守舍，神出舍空，空则痰生也，名曰夹痰，如鬼祟痰症。类伤寒。与此同法。

茯苓去皮　半夏汤泡　南星姜炒　枳实麸炒　黄芩　人参　白术去芦　陈皮　桔梗　黄连　瓜蒌仁　甘草

上剉，姜、枣煎，临服入竹沥、姜汁同服。

加味调中饮第三十五

食积，类伤寒，头疼发热，恶寒，气口脉紧盛，但身不痛，此与为异耳。

---

① 憎：原作"增"，据上下文义改。
② 痰：原作"疼"，据上下文义改。

经云①：饮食自倍，肠胃乃伤。轻则消化，重则吐下。宜用：

苍术米泔浸，炒　厚朴姜汁，炒　陈皮　白术　山楂　甘草　干姜炮　神曲炒　枳实　草果　黄连炒

上剉，生姜煎服。腹中痛加桃仁。痛甚，大便实热，加大黄下之，去草果、干姜。②

加减续命汤第三十六

脚气，类伤寒，头疼身热，恶寒，支节痛，便闭呕逆，脚软曲不能转动，但起于脚膝耳，禁用补剂及淋洗。宜服：

防风　芍药　白术　川芎　防己　桂枝　麻黄　甘草　苍术　羌活

上剉，姜、枣、灯心煎服。暑中三阳，所患必热，脉来数，去附子、桂枝、麻黄，加黄芩、黄柏、柴胡。寒中三阳，所患必冷，脉来迟，加附子。起于湿者，脉来弱，加牛膝、木瓜。起于风者，脉来浮，加独活。元气虚加人参少许。大便实加大黄。

芩连消毒汤第三十七

天行大头病，发热恶寒，头项肿痛，脉洪，取作痰火治之。其喉痹者，亦照此方治之。

柴胡　甘草　桔梗　川芎　黄芩　黄连　荆芥　鼠粘子　防风　羌活　枳壳　连翘　射干　白芷

上剉散，生姜煎，临服加竹沥、姜汁同服。先加大黄利一二次，后依本方去大黄，加人参、当归调理。

---

① 语见《素问·痹论》。

② 姜："姜"字后原衍"上剉散，姜枣煎，临服入竹沥、姜汁同服"一句，与第三十四方"加味导痰汤"末句同，据文义删。

六神通解散第三十八

三月前后，谓之晚发。感冒冬①疫，头疼，发热恶寒，体痛而渴，脉浮紧有力，无汗。年力壮盛之人用羌活冲和汤恐缓，故用此。

麻黄　甘草　黄芩　石膏　滑石　苍术　川芎　羌活
细辛

上剉，姜、葱、豆豉②煎，热服，出汗，中病即止。

安神益志汤第三十九

伤寒，虚烦，心惊，微热，四肢无力，体倦者。又治六七日，别无刑克症候，昏沉不知人事，六脉俱静者，无脉欲出汗者，宜此。

柴胡　人参　知母　甘草　竹茹　茯神　麦门冬　黄连姜炒
五味子　生地黄　远志甘草汤泡，去心　当归

上剉散，姜、枣煎服。

加减补中益气汤第四十

伤寒，头痛发热，身痛恶寒，口干不思饮食，时医误投发表攻击之药过多，发得表虚，上气喘急，口干不食，肢体昏沉，令汗大出，以致亡阳等症，用此。

方见后第一百零四。依本方加柴胡、升麻，用蜜炒白芍、酒炒桂枝、酸枣仁、炒熟附、麻黄根、浮小麦，倍加黄芪。

六味地黄汤第四十一

伤寒，头痛发热，口干，屡服发表解肌之药，而日晡发热尤甚，或日轻夜重，此阴虚火动也，宜用。

方见补益方第四。依本方六味作汤药，加酒炒黄柏、知母。

---

① 冬：《寿世保元·伤寒诸方》作"寒"。
② 豉：原作"肢"，据《寿世保元·伤寒诸方》改。

四仙散第四十二

伤寒狐惑，多眠，声嘎及唇口生疮，宜用：

槐子　桃仁　艾叶各一两　枣子十五个

上剉，每服五钱，水煎，温服。

栀豉汤第四十三

汗吐下后，心胸满闷，或头痛微汗，虚烦不得眠，反覆颠倒，心中懊恼，乃燥热怫郁于内，而气不宣通故也，宜服。

肥栀子　淡豆豉

上水煎，温服。烦躁者，懊恼不得眠也。懊恼者，郁闷不舒之貌。烦者，气也，火入于肺也。燥者，血也，火入于肾也，故用栀子以治肺烦，豆豉以治肾燥。少气虚满加甘草，呕哕加生姜、橘皮，有宿食而烦躁者加大黄，下后腹满而烦加枳实、厚朴，下后身热而烦加甘草、干姜，瘥后劳复加枳实。

竹叶石膏汤第四十四

论伤寒已经汗下，表里俱虚，津液枯竭，心烦发热，气逆欲吐，及诸烦热，并宜服之。

石膏二钱　半夏一钱五分　人参一钱　甘草一钱　麦门冬去心，一钱五分

上剉一帖，青竹叶、生姜各五六片，粳米百余粒，水煎服，热极发狂倍加知母、石膏。

地龙水第四十五

阳毒伤寒，药下虽通，结胸不软，痛楚喘促，或发狂乱者，宜用。

入头缩地龙四条，洗净，研烂，入生姜自然汁一匙、白蜜一匙、薄荷汁一匙，更入片脑一分或半分，研匀徐徐灌令尽，良久渐快，稳睡一顿饭时久，即与揉心下片时，再令睡，当有

汗即愈。若服下半时不应，须再服一次，效。

猪胆导法第四十六① 附小便利法

论伤寒，阳明自汗，反小便利，而大便燥硬，不可攻者，用此。

猪胆一枚，顷去一小半，仍入好酒醋在内，用竹管相接套入谷道中，以手指捻之，令胆汁直射入内，少许即通。盖酸苦益阴以润燥也。

一方用皂角末一钱，麝香少许，入猪胆内，激入，大便更效。

伤寒小便不通，先将麝香、半夏末填②患人脐中，上用葱白、田螺捣烂成饼，封于脐上，用布带缚住，良久。下用皂荚烧烟熏入阴中，其水窦③自通，妇人亦用皂荚煎汤戽④洗不便处，小水亦通。

蜜煎导法第四十七

伤寒自汗，大便秘结不通，且便于老人，并日久不能加药者，又恐硝黄变为别症，又有屎已入直肠者，以此法最便益。

蜜炼如饴，乘热捻如指长二寸，两头如锐，纳谷道中良久，下燥粪者加皂角末少许更效。

竹茹温胆汤第四十八

伤寒日数过多，其热不退，梦寐不宁，心惊恍惚，烦躁多痰，宜。

柴胡二钱　竹茹二钱　桔梗一钱　枳实麸炒，一钱　茯苓一钱

---

① 第四十六：原书缺"第四十六方"，而"猪胆导法"在"蜜煎导法第四十七"后，且无序号，今补入序号"第四十六"，并移至"蜜煎导法第四十七"前。

② 填：原脱，据《寿世保元·伤寒诸方》补。

③ 水窦：水道也，水之出入孔道。

④ 戽（hù 户）：灌田汲水用的旧式农具，亦称"戽斗"。戽洗，以戽斗盛水洗之。

香附八分　麦门冬去心，五分　黄连一钱五分　人参五分　陈皮一钱
半夏姜炒，九分　甘草二分

上剉一剂，生姜三片、枣二枚，水煎，温服。

加减解毒汤第四十九 附解毒汤

伤寒曾经汗下后而热不退，头疼不清，脉数实，身尚烦躁，渴不止，是阴阳交。此症甚危，其人平素有积热，而或因心事起火也，宜用。

原方解毒汤：黄连，黄柏，黄芩，山栀。

黄连一钱五分　栀子一钱五分　黄芩一钱五分　柴胡二钱　知母二钱　人参一钱五分　当归一钱　甘草一钱

上剉一剂，水煎，温服。

益气养神汤第五十

伤寒新瘥，方起劳动应事，或多言劳神而身复发热者，曰劳复。用：

人参二钱　白茯神七分　当归二钱　生甘草三分　知母　麦门冬　栀子各一钱　前胡七分　陈皮五分　升麻三分　白芍一钱

上剉一剂，枣一枚，水煎，温服。

栀连丸第五十一

治伤复身热，大小便赤如血色者。

胡黄连一两，山栀子二两，去皮入蜜半两，拌和，炒令微焦，二味捣罗为末，用猪肠子和丸，如梧子大，每服用生姜二片、乌梅一个、童便三合，浸半日，去渣。食后，暖少便同，温下十丸，立效。

独姜散第五十二

伤寒妇人得病虽瘥，未满百日不可与男子交合，为阴阳之①病，必拘急，

---

① 之：《寿世保元·伤寒诸方》作"易"，义胜。

手足拳①，欲死。丈夫病名为阴易，妇人名为阳易，速当汗之，当瘥，满四月不可疗，宜服此药。

干姜四两为末，每服二钱米汤调，顿服，覆衣被出汗得解，手足伸，遂愈。

夺命独参汤第五十三

伤寒汗下后不解，或投药错误，致患人困重至死，或阴阳二症不明，七日以后皆可服，或终日昏闷不省人事，发热发渴似有狂言，一切危急之症宜此。服后额下、鼻尖有微汗是其应也。

拣参②一两

上切作一剂，水煎，不拘时服，渣再煎服。

理中汤第五十四

伤寒见吐蛔者，虽有大热不可下之，盖胃虚寒，则蛔上膈，大凶之兆，急用炮干姜，理中汤加乌梅一个，花椒十粒。盖蛔闻酸苦则安，却以小柴胡汤退热。

人参　白术去芦，炒　干姜炮　甘草炙

上剉，姜、枣煎服。

鹤顶丹第五十五

阴阳二症、结胸神效方，此胜陷胸、承气、泻心三方。

白矾一钱　银硃五分

上同研为末，用小瓦盏置炭火上炒末一钱，入盏中熔化，急捏为丸。如遇前症，每用一丸研细茶清③调匀温服，或入姜汤少许。听其心上有隐隐微声，结者自散，不动脏腑，不伤真

---

① 拳：通"蜷"，屈曲，卷曲。
② 拣参：人参别名。
③ 茶清：即茶水。

气，无问虚实，皆可用之。盖白矾化痰解毒，银硃是水银炼成，能破积，故治结胸，又治痰火声嘶神效。

姜熨法第五十六

治伤寒胸膈不宽，一切寒结、热结、水结、食结、痞结、血痰结、支结、大小结、胸痞气结者，俱用生姜捣烂如泥，去汁取渣，炒热，绢包，渐渐探熨心胸胁下，其满痛豁然自愈。如姜渣冷，再入姜汁，再炒，再熨①，热结不用炒。

解热下痰汤第五十七

伤寒结胸，有痰有热，有气滞，并咳嗽失音，喘急口渴等症。

苏子　白芥子　枳实　黄连　黄芩　黄柏　杏仁　乌梅
石膏　瓜蒌　桔梗　甘草

上剉，生姜三片，水煎，频服。

伤寒结胸声哑第五十八

用白果去壳捣烂，加蜜调匀，重汤煮熟，画成块取出，无时服，脓②茶送下，立已。

伤寒温蜃方第五十九

黄连　生姜　艾叶　苦参

上剉，水煎服。

热病生蜃第六十

大下食人。猪胆一枚，苦酒一合，同煎三两沸，满口饮之，虫立死即愈。

---

① 熨：原作"慰"，据《寿世保元·伤寒诸方》改。
② 脓：同"酽"。浓厚。

小柴胡汤第六十一

治伤寒如疟，胸膈胀痛，小便不利，少阳胆经邪入半表半里，口苦恶寒，头痛，寒热往来。

柴胡　黄芩　沙参　净半夏　甘草　姜引

大柴胡汤第六十二

治伤寒十日不解，邪结在里，身热烦躁，谵语狂妄，腹刺痛，大便不通，表症未除，里症又急，宜汗下皆行。

柴胡　大黄　枳壳　半夏　赤芍　条芩

姜三片，大枣一枚，水煎服。热极，腹胀，结胸，加朴、硝。发黄，小便自利，大便黑，加桃仁、当归、桂枝。发黄，小便不利，加茵陈、栀仁、黄柏。

凉膈散第六十三

治诸般积热，三焦六经火烙大甚，口渴喜冷，头疼身痛。

连翘　栀仁　大黄　甘草　朴硝　条芩　薄荷　竹叶

白蜜一匙，煎服。

元参升麻葛根汤第六十四

治斑点伤寒，心胸胀痛，发热头痛，身疼，即三味汤名是也。

化瘢汤第六十五

即白虎汤加人参。或热烦斑点太甚，加青黛三钱、元参三钱，一方见后一百三十三。

茵陈汤第六十六

治伤寒瘟疫，发黄，乃腑病也，非经病也。疫邪传里，遗热下焦，小便不利，邪无输泄，经气郁滞，其传为疸，身目如金黄者。

茵陈蒿　栀仁　大黄

如大小便秘涩，合五苓散服之。

仲景**五苓散**第六十七 附四苓散

治暑热烦躁，霍乱泄泻，小便不利而渴，淋涩作痛，下部湿热。

白术　猪苓　茯苓各三钱　肉桂一钱半　泽泻五钱

水煎服。如湿热黄疸，小水不利，去肉桂，加茵陈三钱。本方去肉桂名四苓散，合平胃散名胃苓散。

仲景**大承气汤**第六十八

治阳明、太阴伤寒，谵语，五六日不大便，腹满烦渴，并少阴舌干口燥、潮热脉实者。刘河间加甘草名三一承气汤。

大黄四钱　厚朴八钱　枳实一枚　芒硝二钱

水煎，温服，得下勿服。

小承气汤第六十九

治病在太阴，无表证，汗后潮热，狂言，腹胀，脉实，六七日不大便，喘满者。

即前大承气汤减去芒硝。

仲景**调胃承气汤**第七十

治太阳、阳明不恶寒反恶热，大便秘结，日晡潮热者。凡阳明病，有一证在经者，当解肌；如腑者，当攻下。

大黄　芒硝　甘草各五钱

水煎，温服。

益元散第七十一

一名天水散，一名六一散。治中暑烦渴热甚，小便赤涩不清。

滑石六钱　甘草一钱

研细末，温水冲服。

黄连解毒汤 第七十二 附泻心汤

一名解毒汤。治火热狂燥烦①心，口干舌燥，热之甚者，及吐下后不解胀，痰喘急等症。

黄连　黄芩　黄柏　栀仁

独川连一味名泻心汤，治心火用。

抵当汤 第七十三

水在胁内，下血。

水蛭糯米炒，七个　虻虫炒，去头足，七个　大黄

泻心汤 第七十四

治瘀血。

大黄七钱　黄连二钱五分　黄芩二钱五分

若有宿食痰②饮加半夏、神曲。

大陷胸汤 第七十五

结胸甚者。

大黄　芒硝　甘遂

河间 防风通圣散 第七十六 附双解散

治诸风潮搐，手足瘈疭，小儿急惊，便结，邪热暴甚，肌肉蠕动，一切风热、疥癣等疾。蠕，微动貌。

与益元散合用名双解散方见前七十一。

防风　川芎　当归　芍药　麻黄　连翘　薄荷叶　芒硝各三钱　石膏　黄芩　桔梗各五钱　滑石一钱五分　甘草二钱　荆芥　白术　栀子各一钱

---

① 烦："烦"字原脱，据《景岳全书·古方八阵·寒阵》补。
② 痰：原作"疾"，据上下文义改。

一四八

姜三片，水煎，温服。痰嗽加半夏。开结加大黄二钱。破伤风加羌活二钱、全蝎半分。

仲景**十枣汤**第七十七

治悬饮内痛。

芫花醋拌经宿，炒微黑，勿焦　大戟用长流水煮半时，晒干　甘遂面裹，煨，各等分

上为细末，先以水一钟①半，煮大枣十枚，至八分，去枣，纳药末，强人一钱弱人五分，平旦服之，不下更加五分，决下，徐饮糜粥补之。

仲景**麻黄汤**第七十八

治太阳经伤寒，发热无汗，恶寒，及身痛，此峻逐阴邪之方也。

麻黄　桂枝各三钱　甘草一钱　杏仁七个

水煎服，覆取微汗。

仲景**桂枝汤**第七十九

治太阳经伤风，发热，自汗，恶风。

桂枝　芍药　生姜各一钱　甘草二钱　大枣三枚

春分后、夏至前加黄芩，夏至后加石膏、知母、升麻。水煎，温服，取微汗者佳。与麻黄汤合用各半汤。

麻黄葛根汤第八十

治太阳伤寒，项背强直，凡无汗恶风，及太阳、阳明合病下利者。此即桂枝汤加麻黄、葛根也。

葛根四钱　麻黄　军姜各三钱　肉桂去皮　芍药　甘草各二钱大枣三枚

---

① 钟：一种器皿，常以盛酒或茶。《说文·金部》：“钟，酒器也。”

葱白水煎，温服，覆取微汗。一方加豆豉。

《局方》参苏饮第八十一

治四时感冒，伤寒头痛，发热恶寒，无汗，及伤风咳嗽，声重，涕唾稠黏，潮热往来。此药解肌宽中，孕妇伤寒、痘疹并治。

人参　苏叶　干葛　前胡　陈皮　枳壳　半夏　茯苓各二钱
木香七分　桔梗二钱五分　甘草五分

水二钟，姜五片，枣二枚，并八分热服。

大青龙汤第八十二

治伤寒头疼发热，恶寒无汗，烦躁，六脉浮紧。

麻黄　桂枝　甘草　杏仁　石膏　大枣　姜三片

四逆汤第八十三

治厥阴伤寒，囊缩，小腹痛急，自利，脉危欲绝，手足厥冷。

生附五钱　甘草三钱　姜一两

加当归名当归四逆汤。

理中汤第八十四

治直中阴寒，腹痛呕吐，呃逆翻胃，肠鸣，肢体畏寒，口渴而不喜冷饮，乃真阴虚损之症。

黑姜　白术　人参　甘草

如阳虚畏寒，加大附片一钱，名附子理中汤。如有表，加柴胡、苏叶。

瓜蒂散第八十五

治有里而无表，头疼身痛，三斑四汗，惟胸膈痞满，心头喜呕，闷倦噎塞，欲吐不吐，虽吐而不得大吐，腹不满，欲饮不能饮，欲食不能食，此邪于上焦停之，宜吐，必快。

甜瓜蒂一钱　赤小豆二钱　栀仁二钱

水煎，服即吐。若吐之未尽，烦闷尚存，再煎服之，如无瓜蒂，以淡豆豉代之。

小建中汤第八十六

治阴寒呕吐，汗出淋沥。

白芍　大附片　桂枝　大枣　生姜

真武汤第八十七

治伤寒数日以后，发热腹痛，头目昏沉，大便自利，小便或利或涩，呕咳，已经表汗，不解，仍后发热，心下动悸，头目昏眩，皆由渴饮水，停留中脘。宜此主之：

白芍　茯苓　白术　甘草　大附片

水煎服。如咳嗽加五味、细辛、干姜。下利去白芍加干姜，小便利去茯苓，呕呃去附子加生姜，水煎服。

二建汤第八十八

治厥阴伤寒，无汗风痛。

天雄　川乌　大附片

生姜十片，大枣三枚，水煎服。

四物汤第八十九

治血虚不能营养五脏。

熟地　川芎　当归　白芍

四君子汤第九十

治脾胃虚弱，呕吐泄泻，一切阳虚。

人参　白术　茯苓　甘草

小续命汤第九十一

治语言蹇①涩，一切风症。

麻黄二钱　人参三钱　黄芩二钱　白芍二钱　防己二钱　甘草八分　川芎二钱　肉桂一钱　防风二钱　大附片一钱　杏仁去皮尖，二钱

姜三片，水煎服。

甘桔汤第九十二

治少阴咽喉肿痛烦热。

桔梗　甘草　一方加豆根　元参　射干

八正散第九十三

治热淋血赤，小便黄涩，痛不可忍，一切热症。

瞿麦　萹蓄　滑石　栀仁　大黄　木通　甘草　车前

灯心引。

水煎服。

三黄汤第九十四

治三焦积热难解。

黄连　黄芩　黄柏

加味香苏散第九十五

经②云：有汗不得服麻黄，无汗不得服桂枝。惟此一方在于严寒冬冷用之，秋三时感冒皆可服之，最为合宜。

紫苏　陈皮　防风　甘草　香附　荆芥　蔓荆子　秦艽

川芎　姜三片

---

① 蹇（jiǎn 简）：口吃，言语不利。《说文解字注》："言难亦谓之蹇。"

② 经：本处指《类证活人书》。语见《类证活人书·卷一》。

葱白引。水煎服。

若头痛甚，加羌活、葱白。自汗而恶风，加桂枝、白芍。春夏之交，杂夹温暑之邪，不便用桂，加焦术。停食，胸膈痞闷，加山楂、麦芽、莱菔子。如太阳本症未罢，更兼口渴溺涩者，此为膀胱腑病，加茯苓、木通。喘嗽加桔梗、前胡、杏。鼻衄或吐血，去生姜，加丹参、丹皮、赤芍、生地。咽喉肿痛，加桔梗、薄荷、牛蒡子。大便闭，加莱菔、枳壳。若挟暑气，加知母、黄芩。呕吐热咳，表有水气，加半夏、茯苓。时行疫症，加苍术。喉中如有物吞不入、吐不出，加桔梗、苏叶。妇人经水适来，加丹参、当归。产后倦寒，加当归、生姜。

《心悟》[1] 柴葛解肌汤第九十六

治春温夏热之病，其症发热头疼，与正伤寒同，但不恶寒而口渴，与正伤寒异耳，本方主之。

柴胡　葛根　赤芍　黄芩　知母　贝母　生地　丹皮

心烦加淡竹叶，谵语加石膏。

天保采薇汤第九十七

治小儿四时感冒，头痛发热，咳嗽吐痰，痘疹麻疮，隐而不见，或寒伏于内，手足抽怵，六淫侵感，一切之症。

柴胡　前胡　羌活　独活　陈皮　厚朴　赤芍　半夏　茯苓　川芎　枳壳　苍术　桔梗　升麻　合香　葛根　甘草

柴胡桂枝汤第九十八

治太阳寒邪入里，或太阳与少阳合病，舌胎内薄白而外深红，未二三日未汗，急宜汗解。

---

[1]　心悟：即《医学心悟》。下同。

卷
三

一
五
三

半夏一钱　人参三钱　柴胡二钱　黄芩二钱　甘草一钱　桂枝一钱　芍药一钱　生姜三片　大枣三枚

四逆散第九十九

治未经发汗，邪热渐深，少有微渴，过饮生冷，停积胸中，营热胃冷，或四肢逆冷。

柴胡三钱　枳实三钱　白芍三钱　甘草一钱

黄连汤第一百

治脏结，舌白胎，或左或右，半边或黑，或老黄色者，乃寒邪结在脏也。

黄连　甘草　干姜　桂枝各二钱　人参二两　半夏　大枣三枚

小青龙汤第一百零一

治伤寒表症不解，心下有水气，干呕，发热，咳嗽，痰喘，又治肺经受寒，咳嗽喘急。

半夏三钱　军姜一钱　五味子一钱　麻黄一钱　肉桂一钱　白芍三钱　甘草一钱

水煎服。

合和解毒汤第一百零二

治表邪不解，或手足厥冷，胸中结痛。

人参三钱　柴首二钱　陈皮二钱　条芩二钱　半夏三钱　甘草三钱

枳实理中汤第一百零三

治伤寒，寒实结胸。

枳实十六个　干姜　人参　白术　茯苓　甘草各一两

补中益气汤第一百零四

治内伤生冷，脾胃不和，外感风寒，中气不足，阳虚下陷。或劳力感寒，头疼身痛，气不摄精，神劳气虚，咳嗽吐痰，内外大小一切内伤而外感六淫之邪，诚谓医中王道①之剂也。

　　黄芪二钱，蜜炒　党参五钱　白术三钱，炒　橘皮一钱　当归三钱　柴首一钱，阴虚蜜炒　升麻一钱，阴虚蜜炒　甘草八分

　　精神困倦，饮食不思，加砂仁、枣仁。肺虚加北味、麦冬。肾虚腹痛加杜仲、故芷②。头痛加川芎、白芷、蔓荆子。呕呃中寒加黑姜、砂仁。小腹痛加吴萸、小茴。或入房而后感冒，或感冒后入房，淫欲过度，以致阳虚而汗不达，加大附片二钱，黑姜二钱。

栀子檗皮汤第一百零五

治伤寒身黄发热者。

栀子十五个　黄柏二两　甘草一两

小陷胸汤第一百零六

治少阳经心胸饱闷，未传经络，非里症，乃表邪至胸入胆腑也。

瓜蒌三钱，去油　黄连一钱　枳实二钱，炒　净半夏三钱

大顺散第一百零七

治夏月过食生冷，表里两亏，虚寒呕呃，而舌胎中黑边白者。

上肉桂二钱　杏仁二钱　军姜三钱　甘草一钱

冷香散第一百零八

治症同上。

生附片　草果仁　橘红　甘草

生姜煎水，冷服。

---

①　王道：中正温和的治疗方法。
②　故芷：补骨脂别名。

备急丸第一百零九

治舌黑有津，谵语，因不节饮食，冷物结滞于胃也。壮实者用之。

巴豆一钱，去油净　军姜三钱　大黄三钱

共末，糊丸，如绿豆大，能治一切卒死暴毙。

《舌鉴》①大羌活汤第一百一十

治两感症，太阳、少阴受邪，舌中黑胎而两旁白者。

羌活一钱　大活一钱　防己一钱　西风②一钱　黄连一钱　甘草一钱　生地三钱　黄芩一钱　苍术一钱　白术一钱　川芎一钱　细辛一钱　知母二钱　生姜三片　大枣三枚

炙甘草汤第一百一十一

治伤寒八九日，过汗，津枯血燥，舌无胎而黑瘦，大便五六日不行，腹不便满，神昏不卧。

炙甘草二钱　桂枝二钱　人参二钱　生地三钱　寸冬一钱，去心　麻仁　生姜　大枣

附子理中四逆汤第一百一十二 附理阴煎

治直中三阴，脉必沉细而迟。

干姜五钱　白术三钱　人参五钱　甘草一钱　大附片三钱

生用名四逆，熟用为理中汤。本方加熟地、肉桂、当归名理阴煎，治真寒假热，口渴而不喜饮冷物，身如被杖，背心畏寒，四肢厥逆，手足冷缩，或脉微绝，一切阴寒之症无不骤效，足称赞化③回生之妙也。

---

① 《舌鉴》：即《伤寒舌鉴》。下同。
② 西风：即西风斗。
③ 赞化：赞天地之化育。

乌梅丸第一百一十三

治吐蛔而消，烦渴。

乌梅　黄连　黄柏　军姜　附片　川椒　桂枝　细辛　人参　当归

大黄泻心汤第一百一十四

治心火炽热、痰涎烦满等症。

大黄三钱，炒　黄连二钱　黄芩一钱　半夏三钱　甘草一钱

枳实栀子豉汤第一百一十五

即前栀豉汤加枳实二钱，厚朴一钱。

葱苏饮第一百一十六

治孕妇伤寒，发热头痛，胎气不和，舌白。

紫苏一两　川芎五钱　白术三钱　甘草　当归三钱　葱白连须　生姜五片

如兼少阳加柴胡，如兼阳明加葛根，如兼太阳头痛加羌活，如胎气不和加砂仁、白术，有热加黄芩。

清热利水散第一百一十七

治妊娠寒疫，头身发热，口渴。

猪苓三钱　宅下①二钱　茯苓三钱　白术一钱　知母三钱　石膏三钱　糯米一撮　甘草一钱

水煎服。

栀子大黄汤第一百一十八

治酒疸，心中懊侬成热痛。

---

① 宅下：即泽泻。

栀子十四个　大黄一两　枳实五枚　豆豉一升

水煎服。

仲景**人参三白汤**第一百一十九

人参　泽泻　白茯苓　白术　白芍　生姜　大枣

仲景**吴茱萸汤**第一百二十

呕而胸满，干呕，吐涎沫，头痛，及食滞欲呕者。

吴茱萸　人参　生姜　大枣

古方

吴萸散第一百二十一

治肠瘅，寒湿，气满胀痛，大便飧泄。

吴茱萸　军姜　甘草　砂仁　神曲　肉蔻　白术　厚朴

陈皮　良姜

白通汤第一百二十二

少阴格①阳，下痢无脉，干呕而烦者。服汤后脉暴出者死，微续者生。

猪胆汁　炮姜　大附片　葱白　童便对服

仲景**大建中汤**第一百二十三

治中气不足，手足厥冷，小腹挛急，或腹满不食，阴缩多汗，腹中寒痛，唇干精出，寒热烦冤，四肢痠痛，及无粮失守之大出于肌表为痰、为斑，厥逆呕吐等症。

人参二钱　甘草一钱　黄芪二钱　当归二钱　白芍二钱　桂枝一钱　半夏二钱五分　附子二钱五分　姜三片　大枣三枚

水煎，冷服。

---

① 格：原作"膈"，据上下文义改。

嘉言①**大建中汤**第一百二十四

治心胸大寒，痛呕不能饮食，中寒上冲，皮起出现，有头足上下痛而不可触近者。

蜀椒二合　干姜四两　人参二两

《舌鉴》**调中汤**第一百二十五

治秋夏之间，暴寒折于盛热，热②结四肢，壮热头疼，寒伤于胃则下痢，或血或水，如脉数者，宜此下之。

大黄　葛根　藁本　黄芩　白术　白芍　茯苓　甘草

水煎温服，不拘时候。

独活寄生汤第一百二十六

治风寒湿三气侵，步履艰辛，足肿脚气疼痛，腰背风湿疼痛，瘫痪麻木不仁。

独活　桑寄生　杜仲　牛膝　细辛　沙参　秦艽　地黄肉桂　白芍　甘草　防风　当归　川芎　茯苓　姜三片　红枣引

行气香苏散第一百二十七

治内伤生冷，饮食厚味，硬坚之物，肚腹胀满，疼痛处感风寒湿气，头疼身热，憎寒，遍身骨节麻木疼痛，七情恼怒相冲，饮食不下，心腹气痛，春夏秋时雨湿浸淫，疫温不正之气。

紫苏　陈皮　香附　台乌　川芎　羌活　枳壳　麻黄甘草

---

① 嘉言：即喻昌，字嘉言，号西昌老人，江西新建（今江西南昌）人。明代医家，著有《寓意草》《尚论篇》《尚论后篇》《医门法律》等。

② 热：原脱，据《外台秘要·古今录验方八首·调中汤》及上下文义补。

因湿加苍术，外感加葱白，内伤加山楂、六曲，去麻黄。

清暑益气汤第一百二十八

治春末夏初，中暑中热，头疼身痛，恶寒发热，手足麻木，烦渴，内伤饮食，身体倦急，神昏谵语。

黄芪　人参　陈皮　当归　柴胡　六衣　甘草　白术　麦冬　扁豆　茯苓　五味　黄柏　宅下

如头痛烦渴加竹叶、石膏。呕吐加砂仁、厚朴、香薷。

香薷散第一百二十九

治伏暑，口燥咽干，或吐或泻。

香薷　厚朴姜水炒　扁豆　甘草　姜三片

气实者加黄连。

六合汤第一百三十

治霍乱吐泻，头疼身痛，脚胫转抽，饮食无味，腹痛水泄不止。

半夏　砂仁　杏仁　沙参　甘草　扁豆　木瓜　藿香　香薷　厚朴　姜枣引

达原饮第一百三十一

瘟疫初起，先憎寒而后发热，日久恒热，而无增寒也。初得二三日，脉不浮不沉而数，昼夜发热，日晡益甚，头疼身痛，舌上必现白胎，其邪在夹脊之前，肠胃之后，虽有头疼身痛，此邪热浮越于经，不可认为伤寒表症。亦有胸膈痞满，胁肋胀痛，呕吐酸水，噎膈者，亦兼疟疾，久而不已，其渴愈甚，服此最效。

槟榔一钱　厚朴一钱　草果仁一钱，姜水炒　甘草八分　知母一钱　白芍一钱　黄芩一钱

水煎服。

如胁痛，耳聋，寒热，呕而口苦，乃邪热溢于少阳经，本

方加柴胡一钱。腰背项痛，邪热溢于太阳经，加羌活一钱。目痛，眉棱骨痛，眼眶痛，鼻干不眠，此邪热溢于阳明胃经，本方加葛根一钱。如因食积触邪，加神曲、麦芽。肉积者加山楂肉。

三消饮第一百三十二

治表里分传瘟疫，舌上白胎如积粉满布，邪在膜原也。服前方不能汗解而从内陷，舌根渐黄至中央，乃邪入胃腑而传里症，宜此主之。三消者，消内、消外、消不内不外也。治疫之全剂，以毒邪表里分传，膜原尚有余结者，宜之。即达原饮加大黄、葛根、羌活、柴胡、姜、枣，更名三消饮是也。

白虎汤第一百三十三

治热邪散漫，脉长洪而数，大渴大汗，通身发热，此邪气适离膜原，欲表未表，宜此主之。若斑汗并行，斑出不透，汗不彻，热不退，宜此方合举斑汤主之。加人参名人参白虎汤。

石膏煅，五钱　知母盐酒炒，五钱　糯米炒，一合　甘草二钱

水煎服。

瓜蒂散第一百三十四

治有里而无表者，外无头疼身痛，三斑四汗，惟胸膈痞满，心烦喜呕，闷兀①嗳塞，欲吐不吐，虽吐而不得大吐，腹不满，欲饮不能饮，欲食不能食，此疫邪留于胸膈而在上焦，宜此吐之，病在中下二焦宜下之。

甜瓜蒂一钱　赤小豆一钱，研末　生山栀仁二钱

水煎服。一时后不吐，再服之即吐。若吐之未尽，烦满尚存者，再煎服之。如无瓜蒂以淡豆豉一钱代之。

芍药汤第一百三十五

专治瘟疫邪气正气相击，战而不复，忽痉者必死，痉者身如尸，牙关紧

---

① 闷兀：烦闷昏沉。兀，昏沉。

闭，目上视。凡战不可扰动，但当温覆，扰动则战而中止，次日当期复战，战汗后复下，后越二三日反腹痛不止者，欲作滞下也，无论已见积未见积，宜此主之。

白芍三钱　当归三钱　槟榔四钱　厚朴三钱　甘草一钱

姜水煎服，里急后重加大黄三钱，红积①倍白芍，白积②倍槟榔。

疫瘟柴胡汤第一百三十六

治腠理开而盗汗汗出者，若内伏之邪一尽，则盗汗自止，设若不止宜此之。

柴胡二钱　黄芩一钱　陈皮一钱　生姜一钱　大枣三个

古方用人参、半夏，今表里实不用人参，无呕吐不加半夏。

桃仁承气汤第一百三十七

热③移下④焦血分，膀胱蓄血也。小腹硬满，勿分小便利与不利责之，皆有蓄血症也。胃实失下，至夜发热者，热留血分，更加失下，必致瘀血，初则昼夜发热，日晡益甚，既投承气，昼日热减，至夜独热者，瘀血未行也，宜此主之。

大黄　芒硝　桃仁　当归　白芍　丹皮

桃仁抵当汤第一百三十八

治血结不行，肠胃蓄血，膀胱蓄血。

大黄五钱　虻虫二十个末，炙干　桃仁五钱

---

① 红积：痢疾，又曰积。红色称红积。
② 白积：痢疾，又曰积。白色称白积。
③ 热：原作"北"。据《瘟疫论·蓄血》"胃热移于下焦气分，小便不利，热结膀胱也；移热于下焦血分，膀胱蓄血也"改。
④ 下："下"后原衍一"下"字，据《瘟疫论·蓄血》及上下文义删。

柴胡清燥汤第一百三十九

治下后或数下，膜原尚有余邪未尽传胃，邪热与卫气相并，故不能顿除，当宽缓两日，余邪聚胃再议下之，宜此缓剂调理。

柴胡　条芩　陈皮　花粉　知母　甘草

姜枣引。

清燥养荣汤第一百四十

夫疫乃热病也。邪气内郁，阳气不得宣布，积阳为火，阴血每为热搏，暴解之后，余焰尚在，阴血未复，火忌参芪白术，得之反助其壅郁，余邪留伏，不惟目下淹经，日后必变生异症，或周身痛痹，或四肢挛急，或流火结痰，或遍身疮疡，或两肥攒痛，或劳嗽涌痰，或气毒流注，或痰核穿满，皆骤补之为害也。凡有阴枯血燥者，宜清燥养荣汤，若素多痰，及少年平时肥盛者，投之恐有腻膈之弊，亦宜斟酌，大抵受此时疫愈后调理之剂投之不当，莫如静养节饮食为第一谨要也。

知母　花粉　当归　白芍　陈皮　地黄汁　甘草　灯心引

阴枯血燥，下后神虚谵语，加辰砂一钱。

柴胡养荣汤第一百四十一

治表有余热。

柴胡　黄芩　陈皮　甘草　当归　白芍　生地　知母
花粉

姜枣引。

承气养荣汤第一百四十二

治里症未尽，补不可，攻不可，宜之。

知母　当归　白芍　生地　大黄　枳实　厚朴

姜引。

二陈汤第一百四十三

治脾胃虚寒，咳嗽吐痰，风寒等症。

茯苓五钱　陈皮三钱　半夏三钱　甘草一钱

升麻葛根汤第一百四十四

治男妇四肢发热，筋骨间热，肌表如火，扪之烙手，此病多因血虚而得之。或脾虚过食冷物，郁遏①阳气于脾土之中，火郁则发之，或成撮空叉手，不识人，循衣摸床。

升麻　葛根　羌活　大活　沙参　柴胡　防风　白芍　甘草　乌梅

生姜引。

蒌贝养荣汤第一百四十五

治痰涎涌甚，胸膈不清，胁肋胀痛。

知母　花粉　贝母　瓜蒌霜　橘红　白芍　当归　苏子

生姜引。如痰中带血，加藕节、茅根、乌梅。

生脉散第一百四十六

舌生芒刺，热伤津液，此疫毒之最重者，急当下。老人微疫，无下症，舌上干燥易生胎刺，即用生脉散生津润燥，芒刺自去。

人参　寸冬　北味

《心悟》神术丸第一百四十七

治时行瘟疫，不正之气，发热头痛，伤食停饮，胸满腹痛，呕吐泻利，并能解秽呕邪阴，山岚瘴气，鬼疟尸注，中食中恶诸病，若远行不伏水土，其效至速。

茅山苍术陈土灶　陈皮　紫厚朴姜水炒，各二斤　甘草十二两藿香八两　砂仁姜水炒，四两

共为细末，作丸，每服二三钱，姜开水下。予常制送人，

---

①　遏：原作"过"，据上下文义改。

无不神效。瘟疫舌胎润泽者，无有不可。

治疫清凉散第一百四十八

秦艽　赤芍　知母　贝母　连翘一钱　荷叶七分　丹参五钱
柴胡半钱　人中黄一钱

如伤食胸满加麦芽、山楂、莱菔、陈皮。胁下痞加鳖甲、
枳壳。昏愦谵语加黄连。热甚大渴加石膏、花粉、人参，便闭
加大黄。津液枯少加麦冬、生地。如头痛发热用香苏散解①之，
神术散和之。

清咽利膈汤第一百四十九

治咽喉肿痛，恶寒发热，时疫等症。

连翘　黄芩　桔梗　防风　荆芥　栀子　薄荷　银花　大
黄　牛子　黄连　朴硝　玄参　甘草　山豆根

藿香正气散第一百五十

治外感风寒，内伤饮食，憎寒壮热，头痛呕，胸膈满闷，咳嗽气喘，及
伤冷、伤湿、暑疟、霍乱吐泻，凡感不正之气加减主之。

藿香　苏叶　陈皮　桔梗　甘草　茯苓　大腹皮　半夏
厚朴　白芷　白术　苍术

本方无加入。无汗用一方加木瓜。伤食加麦芽、六曲、山
楂。若疫初起，用达原饮无效，用此方，姜枣引。

五积散第一百五十一

治外感风寒，内伤生冷，能散寒、食、气、血、痰五积。凡身热无汗，

---

① 解：原作"鲜"，据上下文义改。

而身项背痛、拘急，胸满，恶食呕吐，腹痛，寒热往来，并治。麻脚瘟①，不省人事，牙关紧闭，先用针刺舌根二穴，手腕足腕出血。

苍术　厚朴　陈皮　甘草　半夏　当归　川芎　白芍　茯苓　枳壳　桔梗　白芷　苏叶代麻黄　干姜表重者鲜　肉桂表重用枝

姜葱引。

平胃散第一百五十二

治脾湿痰痞，宿食满闷呕泻，及山岚瘴气，不服水土。

苍术　厚朴　陈皮　炙草　姜枣引

如伤食加六曲、麦芽、枳实，湿胜加五苓散，痰多加半夏，脾倦不思饮食加参、术，痞闷加枳壳、木香、香附，大便结加除湿大黄，大便涩滞加茯苓、泽泻，风寒加葱、豆豉、苏叶、白芷、防风。

调中汤第一百五十三

治内伤寒后兼之，寒热间作，鼻微出血，六脉沉涩，殊无大热，身有斑三五点，宜此。夹暑气加香薷、扁豆。

陈皮　半夏　甘草　桔梗　苍术　砂仁　川芎　白芍　藿香　羌活　白芷　苏叶　桂枝　枳壳

生姜引。

小儿太极丸第一百五十四

今凡遇疫毒流行，大人皆染，小儿岂独不染也？盖小儿赋质娇怯，筋骨

---

① 麻脚瘟：霍乱的一种。《伤寒恒论·麻脚瘟说》："夫曰麻脚瘟者，人身卫外之阳不足，卒为阴邪所闭也。然有吐有泻，皆是阴邪已犯中官，上下逼迫，而人身元气系在后天，顷刻将元气剥尽，能令人死。"

柔脆①，一染时疫，延迟失治，即便二目上吊不张②，惊搐，肢体发痉，十指钩曲，甚则角弓反张，必延幼科。日有学习③，见闻之症多误认为慢惊风，逐投抱龙丸，用尽惊风之剂，转治转症甚急，两阳相搏，如火加油，红炉添炭，死者不可胜纪，深为痛悯，特立此方，庶救婴孩起死回生而登寿域。

天竺黄五钱　九套胆星五钱　大黄三钱　冰片三分　僵蚕三钱
麝香二分

上为末，取天医④月德⑤五月五日，修合为丸，如芡实大，朱砂为衣，凡遇疫症，姜汤化下一丸，神效。

济川煎第一百五十五

治阴虚脏结，口渴而不喜冷饮，腹胀不甚，胸中痞满，大便闭结，则硝黄攻击等剂必不可用，若势不得不通者，主之。

秦归三钱　川膝三钱　肉苁蓉三钱，酒洗　泽泻二钱　升麻七分
枳壳一钱

气虚加人参，有火加黄芩，肾虚加大熟地。

加味逍遥散第一百五十六

治肝经郁火，胸胁胀痛，或作寒热，甚至肝木生风，眩晕振摇，或咬牙发痉，一目斜视，一手一足搐搦，此皆肝气不和，五心烦热，日晡益胜，妇人诸郁，赤白带下，木郁达去是矣。

柴胡二钱　甘草八分　茯苓二钱　白术二钱，炒　当归三钱

---

① 脆：原作"胞"。据《瘟疫论·小儿时疫》改。
② 张：原作"胀"。据文义改。
③ 日有学习：《瘟疫论·小儿时疫》有："小儿神气娇怯，筋骨柔脆，一染时疫，延捱失治，即便两目上吊，不时惊搐，肢体发痉，十指钩曲，甚则角弓反张，必延幼科，正合渠平日学习见闻之证，是多误认为慢惊风。"可参。
④ 天医：四柱命理中神煞的一种。天医是掌管疾病之事的星神。
⑤ 月德：即月德贵人，四柱命理中神煞的一种。月德是仅次于天德的吉星。

白芍三钱　丹皮二钱　黑栀二钱　薄荷二钱

姜枣引。

小续命汤第一百五十七

治耳中策策①痛者，是风入肾经，久则恶寒发热，脊强背直如痉之状。

防风　桂枝　麻黄　杏仁　川芎　白芍　人参　粉草　黄芩　防己少用　大附子少用　羌活　大活　僵蚕　天麻

如未全愈，或后服用荆防败毒散加细辛、芒硝、蝉蜕、条芩、白芍、荆芥皮。

普济消毒饮第一百五十八

大头瘟症，其湿热伤高巅，必多汗气蒸，初起憎寒壮热，体重头面肿甚，目不能开，上喘，咽喉不利，舌干口燥，或疫痢目肿痛甚，不速治，十死八九。宜：

黄连　黄芩酒炒　党参　元参　甘草　桔梗　连翘　牛子六升②　白芷　马勃各一钱　僵蚕七分　蓝根如无以青黛　柴胡

上为末，用水煎，去渣，食服。徐服，半用蜜丸噙化，就卧，以令药性上行也。如大便结加一二钱酒炒缓服炼丸噙化，更妙。若额面焮赤肿，脉数，属阳明，加石膏。便实加大黄。若发分、耳上下前后并额角旁红肿者，此属少阳，加柴胡、花粉。便实加大黄。若发于头脑项下，并耳后赤肿，此太阳也，宜荆防败毒散加芩、连，甚者砭针刺之。

授绝神丹第一百五十九

太乙雷公治痢神方也。凡人夏秋感热之气患痢，便血，一日间至百十次

---

① 策策：象声词。唐·韩愈《秋怀诗》："牕前两好树，众叶光蔃蔃，秋风一披拂，策策鸣不已。"

② 六升：即升麻。"普济消毒饮子"出《东垣试效方》，其中"六升"为"升麻"。

不止者，至危急也，苟用凉药以止血，利药以攻邪，俱非善法，惟此方可以救急援危，又不损伤气血，痢止，身一健也。

白芍二两　当归二两　枳壳二钱　槟榔二钱　甘草二钱　滑石二钱　木香一钱　莱菔子一钱

水煎服。一剂轻，二剂止，三剂全愈。其余些小痢疾，不必用如此之多，减半治之，亦无不奏功效，此方不必分痢红白，痛与不痛，皆神效。

十神汤第一百六十

治时令不正，瘟疫妄行，感冒发热，或欲出疹痘。此药不问阴阳，两感伤寒，并宜服之。

紫苏　甘草　陈皮　香附　干葛　升麻　芍药　川芎　白芷　麻黄

水煎服。如发热头痛加葱白。中满气实加枳壳，名和解散。

人参败毒散第一百六十一

治伤寒头疼壮热，恶寒，及风疼咳嗽，鼻塞声重，心烦蕴热。

人参　桔梗　甘草　川芎　茯苓　枳壳　前胡　羌活　独活　柴胡

上用水盏半，生姜三片，薄荷少许，同煎七分，去滓服，不拘时候。咳嗽加半夏。发热加黄芩、黄柏、栀子、黄连。咳血，口干燥，加黄芩。风热加荆芥、防风，名荆防败毒散，又名消风散。

卷　四

补益方

六君子汤

治脾胃虚弱饮食少思或久患疟痢，或食饮难化，或呕吐吞酸，或咳嗽喘促。若虚火等症，须加炮姜，其功尤速。

人参　白术　茯苓　甘草以上名四君子　陈皮　半夏

虚滑弱甚及小儿脾疳泻痢加黄芪、山药、砂仁、厚朴、肉豆蔻面裹，煨各三钱。

加味四物汤

治血热阴虚诸痿、四肢软弱不能举动、干咳等症。

熟地　当归　川芎　酒芍上名四物汤　五味　百合　麦冬黄柏　人参　知母　杜仲　牛膝足不软者不用

八珍汤

治气血两虚，调和阴阳，久病将愈，男妇咸宜。

即前四君子四物汤相合也。

十全大补汤

治气血俱虚，恶寒发热，自汗盗汗，肢体困倦，眩晕惊悸，晡热作渴，遗精白浊，二便见血，小便短少，便泄闭结，喘咳下坠等症。

即前八珍汤加箭芪、上桂各一钱，龙眼肉引。

茯苓白术散

治脾胃虚弱，饮食减少，神气不足，或久病阳虚作泻及老幼体弱，咸可服之。

人参　白术炒　云苓　广皮　山药　炙草各四两　扁豆炒
莲肉各三两　砂仁　桔梗　苡仁各二两

共为末，每服三钱，枣汤或米饮调下。

大补元煎

治男妇气血大坏、精神失守、危剧等证，此回天赞化救本培元第一要方。

人参补气补阳，以此为主，少则用一二钱，多则用一二两　山药
杜仲各炒二钱　熟地补精补阴以此为主，少则用二三钱，多则用二三两
枸杞三钱　炙甘草一钱　当归二三钱，若泄泻者勿用　山茱萸一钱，如
畏酸、吞酸者去之

水二钟，煎七分，食远温服。如元阳不足，多寒者，于本
方加附子、肉桂、炮姜之类，随宜用之。气分偏虚者，加黄芪、
白术，如胃口多滞者不必用。血滞者，加川芎，去山茱萸。如
滑泄者，加北五味、故纸之属。

六味地黄丸

治肝肾不足，真阴亏损，精血枯竭，憔悴羸弱，腰痛足酸，自汗盗汗，
水泛为痰，发热咳嗽，头晕目眩，耳鸣耳聋，遗精便血，消渴淋沥，失血失
音，舌燥喉痛，虚火牙痛，足跟作痛，下部疮疡等症。

地黄　山茱萸　山药　茯苓　丹皮　泽泻

如肺虚气喘，加麦冬、北味，名八仙长寿饮。如命肾真阳
亏损，虚火妄动加上肉桂、大附片。

五福饮

治五脏虚损，气血不调，足称王道之剂，见症加减，左右逢源，五相建
用①，无不可也。

---

①　五相建用：指木火土金水五行之力皆用，以建其功。

熟地一两　当归八钱　洋参八钱　白术五钱　炙草二钱　桑叶十一片　红枣七枚　龙眼肉五枚

如心脾不交，肝不藏血，加远志肉、枣仁，名七福饮。如兼外感，加蜜炒柴、升。

归脾汤

治心肾不交，健忘怔忡，心脾伤痛，五心烦热，神志不宁，瘰疬结核，红崩白带，头目空眩，胃胁胀痛，夜多异梦，言谈忘其终始，诸虚百损等症。

黄芪　当归　洋参　白术　白茯神　志肉　枣仁　广木香　炙草

如五心烦热，子午不交①，寒热往来，加丹皮、栀仁。如心血不足，加丹参、菖蒲。神忘不安，痰嗽涌涎，加化红、净半夏。心跳，精明困倦，加辰砂、柏子仁。

天王补心丹

宁心保神，固精益血，壮力强志，令人不忘。去烦热，除惊悸，清三焦，解干渴，育养心气。此方之传未考所自，《道藏》偈②云：昔志公和尚③日夜讲经，邓天王悯其劳者也，锡④之此方，因以名焉。

生地黄四两，洗净　人参　玄参炒　丹参炒　远志炒　桔梗　白茯苓　五味各五钱　当归酒洗　麦冬炒　天冬炒　柏子仁炒　酸枣仁炒，各一两

上为细末，炼蜜为丸，每两分作十丸，金箔为衣，每服灯心汤化下，食远，临服或参小丸，亦可。

---

① 子午不交：子时属水，午时属火，子午不交及水火不济，心肾不交。
② 偈（jì即）：梵语"颂"，即佛经中的唱词，简作"偈"。
③ 志公和尚：即宝志禅师，亦称保志，南北朝齐、梁时高僧，金城（今甘肃兰州）人。
④ 锡：通"赐"。《尔雅·释诂》："锡，赐也。"

薛氏**加减金匮肾气丸**

治脾肾阳虚，不能行水，小便不利，腰重脚肿，或腹肿胀，四肢浮肿，或喘急，痰盛已成臌证，其效如神。此证多因脾胃虚弱，或治失其宜，元气复伤而变此证，若非速救肾中之火则阳气不充于下，何以生土，土虚又何以制水，此必用之剂也。苟不知此，必不能救，若病在燃眉，常变丸为汤，治之神效巨测。

熟地四两　山药　山茱萸　川牛膝　丹皮　泽泻　车前子肉桂各一两　白茯苓三两　附子制，五钱

上为细末，炼蜜同地黄捣膏为丸，梧子大，每服七八十丸，空心米饮下。

丹溪**滋阴大补丸**

治诸虚不足，腰腿疼痛，行步无力，壮元阳，益肾水。

熟地四两　山药　牛膝各一两五钱　山茱萸　杜仲　巴戟天白茯苓　五味子　小茴香炒　肉苁蓉酒洗，去甲，新丸，焙干　远志甘草汤浸，晒干，各二两　石菖蒲五钱　枸杞一两

上为细末，红枣肉和丸，或炼蜜为丸，桐子大，每服七八十丸，空心淡盐汤或温酒任下。

还元丹

一名延年益寿不老丹。此药大补元气，服一月自觉异常，功效不可尽述。按此方为阴虚血热者宜之，诸阳虚者不宜服。

何首乌半斤用米泔水浸软，用刀刮去皮，分四制，忌铁器，以砂锅瓦器盛酒拌芝麻，蒸一次，晒干，又用羊肉一斤，切片，拌。蒸一次，晒干，再用酒拌，蒸一次，黑豆拌，蒸一次，各晒干，各次只晒首乌，拌药不用再加　熟地　生地酒浸，焙，各三两　天冬　麦冬　人参　地骨皮童便浸，晒　白茯苓酒浸，晒取末，各一两

上取乳汁六两，白蜜十两，同炼一器中，合前末为，磁器

取贮，勿令泄气，不拘时服一二，用沸汤漱咽之。

养元粉

大能实脾养胃气。

糯米一升，水浸一宿，晒干，火炒热　山药炒　芡实炒　莲肉各三
两　川椒去目及闭口者，出汗，取红末，二钱

上为末，每日饿时，以滚水一碗，白糖三匙，化开，入药
末一两，调服之，或加四君、山楂各一二两，更妙。

救急方

救五绝方

自缢、溺水、墙壁压、魇魅、冻死。

凡五绝者皆以生半夏为末，冷水为丸，如豆大，纳鼻中即
治。心温者，一日可治，并治卒死及产后晕毙，皆效。一方以
牙皂、细辛为末，吹入鼻中即醒。乡村事迫，可用柴皂①火炮②
细末吹鼻半时，取嚏，必生。有如意丹，蟾酥丸吹之尤美。

自缢死　绳索不可刀割，令人抱定脚，轻轻解下，安放平
坦，仰面朝天，手提头发，将头扯直，脚踏两肩，将粪门用力
顶住不令泄气，用鸡冠血滴入口鼻，候气转，徐徐曲伸其手足，
再用笔管吹其两耳，用手按摩其胸中，虽绝时久多，摩亦可救
活，即气从口出，得呼吸眼开苏醒后，又以官桂汤及粥饮之，
令润咽喉，依法救之，无不活者。又法紧用手掩其口，勿令通
气，两时许，气续即活。

---

①　柴皂：即皂角。古人洗衣服使用从皂角树上采摘下来的皂角，俗称
柴皂角。
②　火炮：用火炮制。

官桂汤

广陈皮八分　厚朴一钱　肉桂五分　制半夏一钱　干姜五分
甘草三分

水溺死　用牛一只或锅一口，将溺者横于牛上，口中放箸子一枝，使水可出，再以老姜擦牙，鸭血凝，立冬月烧火于旁，温之必苏。

冻死　用道上土，研细，围其脐中，溺小便令满，可活。

从高坠下　瘀血冲心欲死，抉开其口，以热小便灌之。

治暴死方　烧炭一炉，以陈醋泼之，令病人鼻中闻之即活，或韭汁灌鼻亦可。

解砒霜毒

急刺活羊血饮之，如仓卒无羊，及鸭血亦可。

一方，用柏树叶、西风煎浓，冷服。

一方，甘草、绿豆、夏枯草煎汁，凉服。

一方，用白矾三钱，新汲水化下吐出即愈。

一方，用藜芦根、青黛、皂夹、胆矾、苦瓜蒂、滑石、生甘草、生绿豆等分，捣末，凉水调服。

解巴豆毒

凡中此毒，口渴而赤，五心烦热，泄泻不止，黄连煎汤服之。

一方，豆浆饮之。

解菌毒

蘑菇诸药及闭口椒毒。用金银花啖之即愈。

一方，掘黄土地，深三尺，注水搅浑，饮之即安。

一方，用梨树叶煎汤饮之。

一方，用甘草、绿豆煎服。

喉蛾散

不论单双，最效。

蜘蛛窠，以筋夹住，烧灰存性，为末，吹入喉，立愈。再加冰片少许，更效。

一方，用香油、菜油不拘，每服半酒盅即愈。取蛾见油而亡之义。

一方，人指甲，烧，存性，茄种，五倍子，煅，存性，细末吹之。加有血丝者，加壁钱七个，煅，存性，研末。壁钱即蜘蛛蛋，大如钱，白稠多子者是也。

一方，靛花①、洋片②、硼砂、寸香③细末吹之。内服桔梗、甘草、豆根、射干、柴胡、元参、荆芥、车前草、连翘各二钱，即愈。

中风不省人事

柏叶一握，连根细捣如泥，无灰酒一大钟，煎一二十沸，去渣温服。或牙紧闭用生南星、生半夏、牙皂各等分，研末，吹鼻，内有嚏则吉。

一方，白矾、盐花等分为末，擦牙即开。

喉中肿闭

诸药不下，以鸭毛擦桐油，入喉扫之，即吐涎沫，便好服药。

一方，用青盐、白矾细末吹之，得吐即愈。

---

① 靛花：即青黛。
② 洋片：即冰片。
③ 寸香：即麝香。

一方，蟾酥丸为末，用筷头点入即消。

一方，扁竹根、山豆根煎浓，饮之即愈。

汤火方

凡治汤泡火烧，切不可轻用冷水浇洗，如一时药不便，先饮童便一碗，或生萝卜汁一碗，再将大黄细末加香油或生桐油调敷。如烂至肌肉者，山野人家百草霜①三钱，轻粉一钱五分，研末，调香油敷之。

一方，鳖甲一个，火煅，存性，加麝香一分，洋片三分，共为细末，调麻油擦之。

一方，煮熟鸡蛋，炒出油一钟，调大黄末，擦之奇效。

一方，生桐油半盅、石灰水半盅，搅匀，擦之。

一方，丝瓜皮、桐子叶打末，调麻油，擦之。

一方，三月采桐子花，去蒂，入瓮中捣，紧固口，埋地中，其花自烂成水，擦伤处神效。

打伤方

用七里香叶煎酒服之，如酒少者，对开水服，以滓搽伤处，破皮者勿搽，用白蜡细末掺之。

一方，用五甲皮、退血草、茅草根、破血草、归尾、桑寄生、牛膝、木香、川山甲、红花、乌药煎酒服。

刀口药

用老墙头上石灰或古墓土尤美，细末擦之。

一方，用白蜡细末擦之。

一方，用百草霜掺之。

---

① 百草霜：即锅底灰。

一方，故毡帽烧灰搽之。

一方，用龙骨、象皮、血竭三者细末搽之，俱皆奇效。

狗咬方

以杏仁一味细嚼敷患处即愈。

一方，蚯蚓泥和红糖敷之。

一方，凤尾草嚼细敷之。

一方，用明雄①、白蜡细末擦之。

一方，用马钱子一个，切作两片，一片火煅存性，一片切碎焙燥，共为细末，调过灯油，搽伤处极效。一方用虎骨细末涂患处，全愈。

蛇咬

用慈谷苗嚼细，合明雄涂之即愈。

误吞针

用蚕豆煮同韭菜食，针与菜自大便而出。

一方，取青虾蟆眼，水吞服，其针自入虾眼而出。

鱼骨下喉

用砂仁或青果衔口内，咽化自下。

误吞铜钱及金银铁物

用砂仁一两，煎浓汁服，自化，或吃核桃，或吃剩荸荠，皆能自化。

钱卡喉中

用木贼打末，调鸡蛋清，饮之即吐出。

---

① 明雄：即雄黄。

误吞蚂蝗

食蜂蜜半杯，其虫即化为水。

一方，用黄泥为丸，冷水吞服，虫随丸出。

蜈蚣咬人

鸡冠血敷之即愈。

蜘蛛咬人

内服羊乳一盅，外用姜汁搽之。

鼻血不止

用胎发烧灰，吹之即止，故毡帽烧灰亦可。

一方，用石榴花炒，加百草霜，共末，吹之，即愈。

一方，用茅草根、侧柏叶炒黑，煎水服之即好。

又，以大蒜捣烂，贴足心。

缩阴症

此症须臾莫救。

硫黄、胡椒研末，开水调，敷脐上，外以绵絮盖之，用锡壶贮开水，坐絮上，使热气入腹，缩者自出。

一方，附片、黑姜各二两，吴萸一两，小茴一两，水煎温服。

一方，急用溏鸡屎二钱，冲滚酒服。

一方，肚脐下三指远，灯火三灸，即好。

诸虫入耳

以麻油滴入耳中即出，或以鸡冠血滴入亦可。

石灰淹目

以自己小便洗之即去。

一方，用麻油洗之。

遂生方

安胎饮

治妊娠胎动不安，多因起居不慎，登高取物，担负失足，饮食触犯禁忌，或风寒搏其冲任之脉，或跌扑伤损，或怒动肝火，或脾气虚弱。大法：若因母病而胎动，但治其病而胎自安；若因胎动而致病，但安其胎而母病自愈。再视孕妇面色，面赤舌青则子难保；面青舌赤吐涎沫则母亦难全，妊娠中不可忽也。速服此方加减用之。

熟地九制，六钱　川芎二钱　白芍二钱，酒炒　当归四钱　茯苓三钱　阿胶三钱　白术土炒，三钱　炙草一钱　艾叶尖七个

水煎服。

若起居不慎，加洋参、黄芪、杜仲、续断。若饮食触犯，加人参、白术。若风寒相搏，加香附三钱、紫苏叶。若跌扑伤损，加益母草酒炒三钱、青木香一钱。怒动肝火，本方加柴胡、栀仁。脾气虚弱，去熟地，加人参、扁豆、陈皮。若母形状，面赤舌青，面青舌赤，加丹参五钱，益母草五钱，酒炒、香附二钱，仅可起死回生之妙也。

神验催产无忧散

治妇人临产，先服一二剂，或胎前四五月，皆可服之，自然顺生易产。或遇横生倒产，甚至连日不下，倍加重剂，连服神效。永救孕妇产难之灾，常保子母平安之吉。

当归酒洗，五钱　川贝一钱　黄芪五分　白芍一钱二分，酒炒菟丝子一钱　厚朴姜水炒，七分　荆芥穗八分　枳壳面炒，六分　川芎一钱五分　羌活五分　甘草五分　艾叶七分

姜三片为引。

加味八珍汤

凡临产误自惊惶，用力太早，致血气渐衰，子降难生，连服此方，补养气血，以助其力，虚甚者连服半时必效，但宜大盅饮之，不可迟延，恐泄正气。

洋参一钱　白术一钱，土炒　当归五钱　炙草五分　川芎一钱五分　白芍酒炒二钱　大熟地二钱　乳香三钱　丹参三钱　益母草三钱，酒炒　茯苓一钱

水煎服。

冬月天寒，加黑姜五分。服药而呕，加生姜三片，砂仁一钱，或浆水去，多横生倒产，速服前保产无忧散以顺其胎，浆水太多必用加味八珍汤大补气血，以助其力保产顺生，百无一失而实有回生之造也。

催生如神散

治逆产横生，其功甚大。

百草霜三钱　白芷二钱

二味共为细末，每服三钱温酒送下。此药不但顺生，大能固血，又免血枯之妙。

加味芎归汤

治产妇交骨不开①，血虚不能运达。

当归五钱　川芎三钱　败龟板童便炙酥，三钱

妇人头发一握，烧灰存性，水煎服，半时刻立下。

---

①　交骨不开：交骨指耻骨或骶尾关节。古人认为产前其骨合，临产时其骨开，若此骨不开，则引起难产。

失笑散

治瘀血胀胞，胎衣不下，并治产后血晕，儿枕痛①，神效，并治孕妇疝气疼痛。

五灵脂　蒲黄炒

等分为末，醋糊丸，如桐子大，每服二三钱，淡醋送下。

牛膝散

治胞衣不下，腹中胀急，此药腐化而下，缓则不救。

牛膝　川芎　蒲黄微炒　丹皮各二两　当归一两五钱　桂心四钱　益母草酒、醋、童便三炒，五钱

共为末，每服五钱，水煎服。

生化汤

凡产后服二三剂，祛瘀生新为妙。

当归三钱　黑姜五分　川芎二钱　益母草三钱，酒炒　桃仁七粒，去皮尖及双仁者

水煎服，童便少许对服。如产后血虚体弱者，加丹参，去桃仁。

归姜汤

治产后心自汗用此安之。

当归五钱　黑姜一钱　枣仁二钱，炒　辰砂一钱　大枣五枚

水煎服。

益母回生丹

治妇人生产之后瘀血停滞，心腹胀痛，血气冲心，人事昏迷，不可妄用

---

①　儿枕痛：儿，原作"二"，据文义改。儿枕痛，病证名，又名儿枕、儿枕不安、块痛、产枕痛、血枕痛、血块痛、血母块、产后儿枕腹痛、产后腹中块痛等。

克乏以此回生。

益母草酒炒一次，童便炒一次，姜汁炒一次，一两　香附照上一样制，三钱　丹皮五钱　当归五钱　荆芥穗二钱，微炒

若胃弱呕吐，加藿香二钱，黑姜二钱，姜、枣煎服，立愈。

华佗愈风散

治妇人产后中风，口噤，手足抽掣及角弓反张，或产后血晕，不省人事，四肢强直，或心头倒筑，吐泻欲死。

荆芥除根不用，焙干，研末，每服三钱，童便调服，口噤则撬开牙关灌之，牙齿咬紧则不研末，只将荆芥以童便煎，放微温，灌入鼻中，其效如神。

通脉汤

治乳少或无乳。

黄芪生用，一两　当归五钱　七孔猪蹄一对

煮汤，吹去浮油，煎药一碗，服之，覆面而睡，即有乳。或未效，再一服，无不通矣。

新产无乳者，不用猪蹄，只用水一半酒一半煎服，体壮者加好红花三五分，以消恶露。

怀少方

小儿下地时

先用肥大川楝子七个捣烂，砂锅内煎浓，遍身洗擦，不生疮疖，平常用此洗之。至三五岁者，川楝子要十余个，可免痘疾，纵出必稀。

小儿在胎，口有恶秽，生下时乘其啼声未出，用棉包指拭去口中恶汁，则永无他疾。如不及，即浓煎黄连二钱，甘草一

钱，灌二三匙，或用大生地一枝，煎浓汁，与数匙，待吐出恶沫，然后与乳，能令出痘稀少，或服清宁汤尤美。

清宁汤

治小儿下地时先服此方，永无惊风，少生疮疾。

连翘八分　金银花二钱　钩藤一钱　蝉蜕七个，去头足　赤芍六分　西风八分　荆芥一钱　苏荷八分　甘草四分

灯心引。在妊过暑月者，定加大黄一钱。

婴儿脐风马牙简验神方

枯矾二钱　硼砂五分　朱砂三分　洋片　麝香各五分

其为细末，凡小儿下地洗过，用此末掺脐眼上，每日换尿布时，仍掺上。此末掺完一料，此儿永无脐风等症。

掩脐法

治小儿大小便不通，用连根葱白一茎，去土，生姜一块，淡豆豉二十一粒，盐一小匙，同研烂作饼，暖掩脐，用帛扎定，良久气通自愈，不效，再用一饼。

小儿胎热身上湿烂

用泥蜂窝土，细末，掺之即效。又用草屋上青苔，焙干，末，掺之。

一方，用荞米粉掺之，尤效。

消毒饮

治小儿游风丹毒，起或一片或数片，或时红肿，或时见消是也，急服此方，迟则难救。

牛蒡子炒　荆芥　防风　黄芩　川芎　升麻　甘草

灯心引。

鹅口疮

用鹅屎一二两，水浸，擂烂，令清，去渣，洗口，白胎即退。

泻青丸

治小儿见诸热急惊，木旺生风，口眼歪斜。

当归　川芎　栀仁炒黑　熟军　羌活　西风　胆草

等分，酒水为丸，青黛为衣，茶清下。

逐寒荡惊汤

此方药性温暖，专治小儿气体本虚，或久病不愈，或痘后疹后，或误服寒凉，泄泻呕吐转为慢惊，清热散风，愈治愈危，速宜服此。能开寒痰，宽胸膈，止呕吐，荡惊邪，所谓回元气于无何有之乡。一二剂后，呕吐渐止，即其验也。认明具系虚寒，即宜服之，不必疑畏也。惟唇红，喜冷，烦躁者不合。

胡椒一钱　炮姜一钱　肉桂一钱　丁香十粒

上四味，研为末，以灶心土三两，煮水澄极清，煎药，大半茶杯，频灌之，奇效。

小儿不出痘秘方

此方得自异传，效验之极也。

羌活　防风　升麻　麻黄　生地　黄柏各五分　当归身　黄连　甘草各三分　细辛　白术　陈皮　苏木　红花各一分　连翘　吴茱萸各半分

以上药合为一剂，每逢立春、立夏、立秋、立冬之前一日晚，用水二钟，煎八分，露一夜，如遇下雨，露在檐下，次早温服。于一年之内，只服四剂，永不出痘，即服一二剂出痘亦少。服过四剂，再不必服，但小儿服药苦泻乃胎毒去也，逢二次服则不泻矣，亦有初服不泻者，是胎毒轻也。同志^①者若刊刻广传，功德无量。

清金一贯饮

治麻疹，身热咳嗽，鼻寒声重，涕唾稠黏，眼如醉，气喘咽痛声哑，腹痛作泄。咳嗽重疹亦重，其治法惟清肺凉血，兼散风热，不宜用升麻、生姜、芫荽、川芎辛热等升阳。火胜气喘声哑，似出不出，闷闭而死。清金一贯饮虽非万病回春之方，果未经误治，已至危绝等症，决无有不百发百中者矣。

枯芩三钱　桔梗　牛蒡子　荆芥　前胡各二钱　青皮一钱淮木通一钱五分　生甘草六分　白芍药二钱

火盛大便闭结，加大黄大者三钱，小者一二钱。见点血热加生地。大热火盛口渴加石膏。三日出齐，加元参。粗大，加大黄、蝉蜕；深红，加大黄、生地、丹皮、元参；干红，加大黄、紫草、生地、丹皮、桃仁。气喘，加桑皮、杏仁。风寒闭肺，加麻黄一钱。三日后疹已无恙，独烧不退，或经日久疹不散尽者，重加生地、蝉蜕、元参、丹皮。

小儿夜啼

用青黛煎水服之。

又方，用五倍子研末，水调，填脐中。

小儿凉咳

用生姜、紫苏、桑皮、杏仁，煎服。

小儿火咳

用豆腐一块，白糖一两，蒸服。

---

① 同志：志向相同。

小儿痰咳

用陈皮、柴胡、桔梗、半法、瓜蒌，煎服。

小儿盐咳

用鸡蛋二个，置尿中浸一二日取出，二次煮服。

小儿凉泻

用热饭捣饼，入胡椒面，稍温，覆脐上包裹，一时即好。

小儿水泻

用神曲、炮姜、车前子，煎服。

小儿热泻见红

用柴灶内锅烟子①一杯，米一盅，共研末，入红糖二两，合粑蒸熟，服之即愈。内中方药，大人咸可服之。

小儿泻痢

用普茶②三钱，冰糖五钱，酒连一钱，枳壳一钱，煎服。

小儿久泻

用扁豆炒石榴壳煎服。

一方，用人参、白术炒、肉豆蔻，面裹煨熟，去油，煎服。或用栗壳二个，炒黄煎服。

小儿疳疾

用鸡肝切片，鸽子屎细末合肝蒸食，即愈。

小儿虫积面黄腹痛

用雷丸五钱，苍术三钱，共为细末，分作四次，每次用鸡

---

① 锅烟子：即锅底灰。
② 普茶：即普洱茶。

蛋打碎，入药调匀，香油煎熟，小儿食之，其疾自愈。

一方，用榧子肉、使君子去壳，细末，合米粉、红糖，打作饼，蒸熟食之，即愈。

洪氏寸金丹

治小儿食滞感冒，无不应验，价廉而功大也。

藿香　苍术土微炒，去油　川厚朴去粗皮，刨片，姜水炒　陈广吴神曲炒黄色，勿令焦　紫苏叶　生白芍　赤茯苓　桔梗　法半夏　白芷以上各味五钱　砂仁微炒，三钱　广木香不见火，另为末，三钱

上药共为细末，外用钩藤勾一两，薄荷一两，浓煎，去渣，作酒水丸，每丸重五分，姜汤送下。

洪氏神应丸

治小儿脾虚呕泻等症。

藿香　砂仁微炒　白茯苓　赤茯苓　生甘草　煨甘草各味一两

上药共为细末，炼蜜为丸，每丸重一钱。

千金肥儿丸

龚廷贤先生

婴儿常缺乳，饮食不消停，脾胃一损伤，吐泻两相并。痰嗽加吭喘，热积致疳惊。面黄肌瘦削，腹胀肚青筋，赤子焦啼叫，慈母苦伤情，吾心怀幼切，家莲子茯苓，芡实干山药，扁豆薏苡仁，已上各四两，神曲麦芽陈，人参使君子，山楂国老并，六味每二两，陈糯米二升，药米均为末，布裹甑①内蒸，

① 甑（zèng 赠）：古代蒸饭的一种瓦器。底部有许多透蒸气的孔格，置于鬲上蒸煮。

白糖一斤半，调和饼即成，每食二三饼，诸病即安宁，肥儿王道药，价可拟千金。

普济方

平安如意丹

茅山苍术色黑而小，有朱砂点者为佳，米泔水浸软，切片，晒干为末，三两　丁香不拘公母，为末，六钱　明天麻蒸切，晒干，为末，三两六钱　锦纹大黄切片，晒干，为末，六两　麻黄去节去根，晒干，为末，三两六钱　真蟾酥好烧酒浸化，九钱　麝香须上好者，为末，三钱　甘草去皮，微炒，为末，二两四钱　明雄透明者，研末，为水飞，三两六钱　朱砂研细为末，水飞，三两六钱

上各为细末，以糯米粥浆和之，丸如萝卜子大，用朱砂为衣，候干瓷甊收贮备用。此丹在塘西兑价一换，实能起死回生，居家出行，俱宜常佩。一受寒暑痧胀，肚疼头眩眼黑，将七丸放舌下，俟舌微麻咽下。一受寒受暑痧胀甚重，绞肠腹痛，心口闭闷，不省人事等症，先将五六丸研细，吹入鼻内，再以七丸放于舌下，俟舌麻吞下，如未愈，再灌三丸，温水送下。

小儿走马牙疳，将此药研末，冷茶调涂，即愈。牙疼者，纳一丸疼处，即愈。疟疾，以七丸蚓舌下服，两三服即愈。感冒、风寒，恶心、头痛、肚胀及风痰等症，以七丸放舌下，俟舌微麻咽下，即愈。山岚瘴气，夏月远行，及空心触受秽气，口含三丸，能使邪热不侵。此丹惟孕妇忌服。胃口疼痛者，以七丸放舌下，俟舌微麻，咽下即愈。膨胀痘膈等症，以三丸放舌下，俟舌微麻，咽下即愈。小儿急慢惊风，痰涎壅盛，以六七丸研末，水调服。痈疽疔毒及蛇蝎虫毒所伤，捣末，用好酒调敷，立见消愈。

此药不独治痧，兼治惊风急症。凡小儿惊风，两脚直而眼反白，牙关紧闭，不能服药者，即将四五丸研末，吹入鼻内，即刻转醒，随以此药米汤调①灌之，无不立愈。如遇有自缢之人，轻轻解下，即速以药米吹入鼻内，若胸口尚温者，皆可复生。又凡跌死、打死、惊死、喝死、压魅死及气闭死、溺死、痰冷厥不省人事者，只要略有微气，皆可将此药研末吹鼻灌口，可冀复活，既活之后，仍服内科药。此系急救仙丹，惟望仁人君子，将药常佩在身，随时救济，获福无量矣。万邑易成富公，济送此方，加茅慈茹、西防风、天南星三味。京城此方，独加羌活一味，有志修合济送者，随便加之可也。

菩提丸

专治不服水土。不论蛮方②瘴地，夏月酷暑，途中劳苦，起居饮食不节，酒食过度，触冒风寒、山岚瘴气，中暑中毒，内伤外感，致生疟疾泻痢，恶心呕吐，头眩迷闷，身体瘦削，遍身疼痛，痰症咳嗽，胸腹胀满，发热恶寒，或单热单寒等症。

藿香　薄荷　半夏姜汁制　山楂　砂仁姜汁炒　香附　神曲　紫苏　麦芽　陈皮　扁豆　黄芩　苍术陈土炒　甘草　厚朴姜汁炒

以上各一两，共为细末，用荷叶煎水为丸，如梧桐子大，每服酌三钱，小儿减半，清开水送下。

各症引子：

寒症，姜汤下。暑症，藿香汤下。疟疾，姜汤下。咳嗽，百部汤下。泄泻，姜茶下。红白痢，红白糖汤下。水泻，车前

---

① 汤调：原作"调汤"，据上下文义乙转。
② 蛮方：南方。《诗·大雅·抑》："用戒戎作，用遏蛮方。"高亨注："蛮方，当指南方。"

子汤下。霍乱吐泻，胡椒七粒、绿豆四十九颗煎汤下。

万应丸

赤茯苓　苏叶　川羌活　枳壳　薄荷叶　前胡　软防风　乌药　香白芷　桔梗　川厚朴　苍术　炒黄芩　橘红　净砂仁　木香　香附　半夏制　藿香叶　白川芎　泉神曲　葛根以上各一两　山楂肉　麦冬　白豆蔻去壳　草果湿纸包煨熟，此味如在西北干燥之地不宜合入，慎之　川独活　生甘草以上七钱

共为细末，米糊为丸，如豆大，朱砂为衣，每服五六钱。

汤引：

小儿急惊风，薄荷汤。积惊风，米汤。受惊，灯心汤。脾惊，萝卜子汤。肚痛，生姜汤。泄泻，煨姜汤。感冒潮热，苏叶汤。腹痛，砂仁汤。咳嗽，桑白皮汤。热甚，灯心汤。痢疾，五指草汤、萝卜叶汤。痢症肚痛，艾叶汤。心气痛，菖蒲汤。遍身筋骨痛，乳香汤。妇人产后咳嗽，当归汤。

仙传药茶方

此茶专治四时感冒，风寒头痛，肚痛，恶寒热，胸膈不宽，神思懒倦，咳嗽吐痰初起等症，并治水泻痢疾。

新会皮炒　青皮炒　柴胡　槟榔　紫厚朴麸醋炒　麦芽炒　葛根　秦艽　白芷　甘草　藿香　枳壳　薄荷　木通　神曲　苍术炒，各四钱　半夏曲一钱　山楂一两　莱菔子炒　紫苏　独活　羌活各七钱　升麻三钱　川芎二钱

先用湘潭茶三斤，将姜汁一杯拌透，晒干，再入前药和炒，收贮。看症轻重，以二钱许至一钱为度，小儿减半，姜汤或加砂糖、冰糖送下。

观音救苦针

补治一切风寒湿气，手足骨节疼痛，痿痹不仁。用绿豆大一粒，按定痛

处，有钱放上，向孔内灸三壮，重者或五，将发，发不肿，立效。如畏惧者，用姜片或蒜切片隔之，其力稍缓，头面忌灸。

硫黄六钱　火硝一两五钱　冰片五分　麝香五分　乳香　没药俱去油，各二钱　川乌　草乌　雄黄　血竭各二钱　蜈蚣一条，不用亦可

共为极细末，用棉花摊开如薄丝，将药末匀匀筛上，捲紧捏成条，以瓷瓶或小竹筒收贮，不可泄气，临用时剪成豆粒大，灸患处神效。

紫金锭

一名玉枢丹。

千金子二两，去壳，去油　山慈菇一两八分，去毛　五倍子四两，好细茶煮，焙干用　红牙大戟一两　雄精六钱，明亮　犀角二钱　山豆根　川连　防风　荆芥　丁香　儿茶各二钱　硼砂二钱五分　蝉酥二钱　冰片一钱二分　麝香一钱二分　珍珠二钱二分　沉香二钱　钩藤　琥珀各三钱

上药各为细末，和匀，糯米糊为锭，朱砂为衣，做好用纸盖晒干，收贮。此方能治一切无名肿毒、诸疮等症。口嚼含化最能解暑，化痰生津止渴，安神开郁。

中暑昏迷，跌打殴伤，吐血及鼻血常出，将药嚼碎，用凉水或童便送下。岚瘴瘟疫，含化。痈疽，无名肿毒，诸疮金银花薄荷汤下，外用烧酒末敷。瘰疬，金银花夏枯草汤下。恶虫及颠狗、蛇伤，研末调敷留伤口，烧酒磨服。痢疾初染，陈茶汤下。肠风下血，槐花汤下。眼红肿痛，久年烂脚，陈茶调敷。喉风双蛾，起泡臭烂，粒水不进。金银花汤洗，童便磨服。小儿口内生疮，烧酒磨抹。四时感冒，头眩热甚，发斑，口干舌燥，颠狂乱语，灯心麦冬汤和童便服。胎毒，汤火伤，研末，调生桐油搽。绞肠痧气，肚胀冲心，痛如刀

刺，白汤磨服。牙疼出血，虚劳痰嗽，夜眠不寐，含化。疟疾临
发。常山槟榔汤下。用药须各依引服，服后忌食鱼腥生冷，孕妇
忌服。

神水金丹

治七十二种恶痧，并治痢疾痘毒尤美。

神水三钱　巴豆去尽油炒黑，二钱　丁香三分，公母各半　广木
香二钱　朱砂水飞净，二钱　十制半夏二钱　明雄水飞净，二钱　蝉
酥二钱，人乳化开　麝香六分　冰片六分　沉香一钱六分　真茅术一
两，米泔水洗，微炒　大黄二两，熬去渣，成膏

上为细末，将大黄倾入，为丸如指甲花①子大，晒干，瓷
瓶收贮听用，病重者服七粒，次者五粒，轻者三粒，无不神效。

制神水法：水银九两，铅三十六两，火上烊化，倾入水银
调和，不可久，停即取出浇成薄片，剪作十余块，凿眼将粗棉
绳穿好，用大酒瓮一个，将陈藏糟五斤，米醋五斤，调和倾入
瓮内铺平，将铅片悬挂在内，离糟醋寸许，瓮口上将箸子扎好，
盐泥封固，将瓮埋半假入土，留半在上，无鸡犬妇人之地，至
四十九日取，起开去泥箸，铅片上便有白霜，取出拂下，放在
瓦盘内，晒露七日，便成神水也。埋瓮起瓮前，俱要斋戒三日，
糟醋渣不用。

紫金丸

丁香　降香　檀香　广香　乳香去油　甘松　山奈　白芷
细辛　沉香　没药去油　良姜　花椒　胡椒　大茴　肉桂　杏霜
广皮　羌活　防风　川芎各晒，忌火　甘草　军姜　建曲　麦芽

---

①　指甲花：即凤仙花。

莱菔子　丑牛　白芥　南星　槟榔各微炒　三棱　青皮　莪术三味醋炒　枳实麸炒　厚朴姜炒

以上照制，各味五钱足，共为细末，外加麝香五分生研，合前药，麦面糊为丸，如细弹子大，真百草霜研细为末，阴干透收贮固封，每用一钱，小儿五分。

此丹治症用引，照后各症调服，功效最灵。

治男女大小、寒温风冷等症，用生姜、紫苏引。治发痧，用酒冲服，或姜汤亦可。治小儿急慢惊风，用苏薄荷、竹沥、南星、姜汁，金银器汤下。治诸般气痛，或酒或姜加香附引下。上吐下泻，用乌梅藿香煨姜汤下。治女人胁痛，用炙龟板五钱，川芎三钱，全归一两，香附三钱，煎汤冲服。治暑热寒温等症，用乌梅、生姜汤下。治疟疾，用桃柳枝、生姜汤下。治噎嗝气胀，水食肿满，用糊米、姜皮汤下。治新久咳嗽不止，用紫苏、桑皮、生姜引下。治筋骨疼痛，用木瓜泡酒冲服。治小肠疝气，荔枝核、小茴根煎酒冲服。孕妇忌用。血枯火胜者忌用。

善济消灾普度丸

大生地　杭白芍　粉葛根　白芷　川芎　连翘　川羌活紫苏叶　藿香叶　防风　升麻上十一味各五两　广陈皮　云茯苓半夏　麻黄　甘草　嫩桂枝以上六味各三两

共为细末，炼蜜为丸，每服五钱。

此方乃仙传灵验奇方，专治男妇大小一切时行瘟疫及各种杂症，随症用引，病轻者一服，重者二服三服，无不神效，将各症各引开列于后。

时行瘟疫等症，用荆芥穗三钱，青蒿一钱，生姜一钱，煎汤下。

瘢麻痘疹等症，用紫苏二钱，荆芥穗三钱，煎汤下。

山岚瘴疬，一切不正之气，用生姜三钱，煎汤下。

伤暑各症，用香薷一钱，白扁豆二钱，煎汤下。

伤寒各症，用生姜三片，防风二钱，羌活七分，煎汤下。

霍乱上吐下泄，用藿香叶二钱，生姜一钱，煎汤下。

寒热往来，口渴腹不饥者，用生石膏一钱，柴胡一钱，煎汤下。

身热头痛，用紫苏一钱，防风一钱五分，川芎一钱，煎汤下。

身热发渴，用紫苏一钱，黄芩五分，煎汤下。

身热发狂，用生石膏二钱，黄连四分，煎汤下。

阳气虚弱不能发汗者，干姜一钱，大枣二枚，煎汤下。

大小便自利而身热者，用当归一钱，煨姜二钱，煎汤下。

大小便不利而身热者，用生姜二钱，苏叶一钱，煎汤下。

肺逆作喘，口渴湿热烦躁，用麦冬一钱，大黄一钱，大枣二枚，煎汤送下。

四肢酸软，用干姜一钱，大枣三枚，煎汤下。

四肢麻木，桑枝七寸，大枣二枚，干姜一钱，煎汤下。

筋骨疼痛，用桂枝一钱五分，当归二钱，白术一钱，煎汤下。

中风口眼㖞斜，用生姜三钱，当归二钱，白术一钱，煎汤下。

中痰口眼㖞斜，用生姜汁五匙，半夏末一钱五分，白滚水送下。

九种心痛，用香附一钱五分，良姜一钱五分，煎汤下。

饮食积滞，腹痛下泄，用神曲三钱，煎汤下。

饮食积滞，腹痛不泄，用神曲一钱，木通一钱，煎汤下。

伤生冷腹痛，用麦芽三钱，生姜一钱，煎汤下。

伤饮食腹痛，用麦芽三钱，生姜一钱，煎汤下。

腹痛水泻，用生姜一钱，炒老米一撮，煎汤下。

脾虚作泻，用白扁豆三钱，煎汤下。

胸腹烦闷膨胀，用砂仁一钱，生姜一钱，煎汤下。

男妇痞块，用神曲三钱，槟榔一钱，煎汤下。

疟疾，用草果一钱，槟榔一钱，煎汤下。

虚人疟疾，用生姜一钱，槟榔一钱，煎汤下。

痢疾，用陈茶叶三钱，生姜一钱，煎汤下。

痰涎壅闭，头晕干呕，用生姜汁三匙，滚白水调下。

各种肿毒初起，用银花五钱，煎汤下。

两耳红肿，痄腮各症，用银花三钱，元参一钱五分，桔梗二钱，煎汤下。

大头瘟症，用荆芥一钱，鼠粘子一钱，薄荷五分，煎汤下。

肺痈，用百合三钱，煎汤下。

乳痈初起，用蒲公英、银花、瓜蒌各二钱，通草一钱，煎汤下。

喉嗓肿痛及双单蛾等症，用元参三钱，桔梗三钱，煎汤下。

虚火牙齿肿痛，用熟石膏二钱，煎汤下。

实火牙齿肿痛，用生石膏二钱五分，煎汤下。

两眼肿痛，用薄荷八分，桑叶一钱，煎汤下。

虚寒咳嗽，用款冬花一钱五分，甜杏仁一钱，煎汤下。

痰火咳嗽，用生姜汁、萝卜汁各三匙，滚白水调下。

五淋症，用车子二钱，川草薢二钱，煎汤下。

妇女绝经，患前各症，照前引，加当归一钱，白芍一钱，煎汤下。

孕妇患前各症，照前引，加白术一钱，黄芩一钱，煎汤下。

产后患前各症，照前引，加益母草三钱，红花三分，煎汤下。或加当归二钱，干姜八分，亦可。

小儿惊风马牙等症，用生姜汁一匙，滚白水调。

小儿食积痞块等症，用山楂三钱，使君子肉四钱，煎汤下。虫积者，加雷丸、芜荑各二钱。

普济藿香正气丸

治四时瘟疫，腹胀疟疾，瘴气雨湿寒气，中寒腹痛吐痢，中暑感风吐泻，中湿身肿湿泻，或水土不服，脾胃不和，饮食停滞，复感外寒，头痛憎寒，或吐逆咳嗽，恶心有痰，痞闷不舒，发热多汗，秋夏霍乱吐泻烦渴，不思饮食等症，皆宜此方。

藿梗 半夏 砂仁 苏叶 厚朴 香附 广皮 伏毛 干葛 白芷 麦芽 苍术 茯苓 西风 建曲 甘草 羌活 柴胡 赤芍 槟榔 川芎 升麻 桔梗 枳壳

以上等分，共为细末，老米糊丸，如桂圆大，每服一二丸，淡姜汤送下。有火用茶汤送下。忌生冷厚味。小儿一次半丸亦可。

沆瀣丹

治小儿一切胎毒、胎热、胎黄，面赤目闭，鹅口口疮，重舌木舌，喉闭乳蛾，浑身壮热，小便黄赤，大便闭结，麻疹斑瘰，游风癣疥，流丹瘾疹，痰食风热，痄腮面肿，十种火丹，诸般风搐，及大人头面三焦风热等症，并皆神效。

杭川芎酒洗，九钱　锦庄黄酒炒，九钱　厚黄柏酒炒，九钱　条黄芩酒炒，九钱　黑牵牛炒去头末，六钱　苏薄荷四钱五分　粉滑石水飞，六钱　净连翘去心，六钱　尖槟榔童便酒洗，七钱五分　京赤芍炒，六钱　荆芥四钱五分　陈枳壳四钱五分，麸炒以上共为细末，炼蜜为丸，如芡实大，月内之儿服一丸，稍大二丸，俱用茶汤化服。乳母忌油腻煎炒等物，惟胎寒胎怯，面青唇白者忌用，服后但觉微有泻泄，则药力行，病即减矣。如不泻再服之，病重每日三服，以愈为度，此方断不峻厉，幸勿疑畏。惟大人可服三五十丸，按病轻重服之。阴症畏寒，胸中喜热者勿服。

内府秘授青麟丸

出《敬信录》①

锦纹大黄十斤或百斤，先以淘米水浸半日，切片，晒干，再入无灰酒，浸三日，取出时大半干，用后药逐次蒸晒，第一次用侧柏叶垫甑底，将大黄蒸一柱香，取出晒干。以后每次俱用侧柏叶垫底起甑，去来不同。第二次用绿豆熬浓汁，将大黄拌透，蒸一炷香，取起晒干。第三次用大麦熬汁，照前拌透，蒸一柱香，取起晒干。第四次用黑料豆熬汁，照前拌透，蒸一柱香，取起晒干。第五次用槐条叶熬汁，拌蒸晒干，每蒸以香为度。第六次用桑叶熬汁，拌蒸晒干如前。第七次用桃叶熬汁，拌蒸晒干如前。第八次用车前草熬汁，拌蒸晒干如前。第九次用厚朴煎汁，拌蒸晒干如前。第十次用陈皮熬汁，拌蒸晒干如前。第十一次用半夏熬汁，拌蒸晒干如前。第十二次用白术熬汁，拌蒸晒干如前。第十三次用香附熬汁，拌蒸晒干如前。第十四次用黄芩熬汁，拌蒸晒干如前。第十五次用无灰酒拌透，串蒸三炷香，取起晒干。

以上如法蒸晒制就，为极细末，每末一斤入黄牛乳二两、藕汁二两、梨汁二两、姜汁二两、童便二两，须取无病而清白者，并无葱蒜腥秽之气方可用，如无，以炼蜜二两代之，炼蜜

---

① 敬信录：《敬信录》为道教典籍，包含有《太上感应篇》《文昌帝君劝孝文》等多篇文章，后附有救绝良方。

六两和匀，捣药为丸，如梧桐子大，每服二钱，小儿一钱，照病用引。

此方专治男妇小儿，耳目口鼻，唇齿舌喉，一切风热诸病。惊风血热，咳嗽，痢疾便闭，骨蒸自汗，中风中暑，老年百病心神不安，痰火颠狂，肠痈五痔，黄疸疮疥，皮肤瘙痒，五淋溺血，乳蛾双蛾单蛾咸可服之，应验如神。原本汤引百有余条，未能全刊。凡属痛者，灯心、石膏引。痒者，荆芥、薄荷引。风热者，灯心、薄荷引。头病，川芎引。目病，菊花引。齿痛，炒栀、蒺藜引。口渴，麦冬、灯心引。喉痛，甘草、桔梗引。伤风，紫苏、西风引。咳嗽，姜汁引。惊风，钩藤、蝉蜕引。大便闭，枳壳引。小便闭，车前仁引。不寐，枣仁引。疮疾，银花、花粉引。黄疸，茵陈引。痢疾，槟榔、红花引。血症，当归、茅根引。余病类推。孕妇无忌。惟阴寒畏冷，足手厥冷者勿服。

七宝如意丹

当归酒洗净，一两　槟榔鸡心者，一两　木香一两　紫菀去须洗净，一两　人参去芦，一两　川乌泡去皮尖，一两　川连去芦须，一两茯苓去皮，一两　桔梗去芦，一两　干姜慢火煨，一两　柴胡去芦，一两　肉桂去皮，晒，一两　菖蒲洗净，一两　猪牙皂去皮，一两　川椒去子，一两　吴茱萸去梗，盐水浸一夜，一两　厚朴去皮，姜浸，一两巴豆去壳，去油，三钱　大附子童便泡，去皮，一个

以上十九味，选用道地好药，照分称准，如法制就，择五月五日午时合，或每月上七日遇庚中甲子，天德①福德②吉日，

---

①　天德：即天德贵人，四柱命理中神煞的一种。天德为吉星。
②　福德：指福星贵人，四柱命理中神煞的一种。多主平安福气。

以鸡犬不鸣、妇女不到之处为丹室，先安真君神位，具陈合药救人情词，将药末和匀，人自中杵三下，下炼蜜为丸，如梧桐子大，用好辰砂为衣，收贮瓶内，置洁净处，遇病照后间汤引，五更时吞服，忌荤腥油腻等物，孕妇忌服。

汤引：

蛊胀五丸、九丸，甘草汤下。痞块五丸、九丸，蓬术汤下。膈气，五般食积，心腹膨胀，心气痛，五丸、九丸，生姜汤下。酒毒便红，三丸、五丸，温酒服下。阴症伤寒，九丸，姜汤下。肠中气块，五丸，煨姜汤下。腹中成块，痛不止，五丸、七丸，皂角煎酒下。疟疾，三丸、五丸，桃枝汤下。误吞毒物，九丸，温酒下。膀胱疝气肿痛，三丸，研萝卜子或茴香汤下。喉闭，七丸、九丸，温酒下。瘟疫热病，三丸、五丸，井水下。鬼祟邪气，七丸，黑枣、荆芥汤下。阴阳二毒，伤寒伤风，三丸、五丸，薄荷汤下。岚瘴，不服水土，伏尸传劳，五痫，九丸，姜汤下。大麻风成块，面如虫行，口眼歪斜，脱眉烂肉，五丸、九丸；遍身麻木，左瘫右痪，偏正头风，五丸、七丸；鹤膝风，紫白点，风痰风癣，三丸、五丸，俱荆芥煎酒下。肠风脏毒，三丸，陈米汤下。消渴泻泄，三丸；诸般痢，大小便闭，七丸，温酒下。赤痢，五丸、七丸，黄连汤下。白痢，五丸、七丸，甘草汤下。气喘咳嗽，三丸、五丸，生姜汤下。翻胃吐食，五丸、七丸，荜澄茄汤下。五淋，五丸，甘草、灯心汤下。腰背痛，三丸、五丸，盐汤下。十肿水气，五丸，茯苓汤下。瘿虫，三丸，甘遂汤下。黄疸，五丸，茵陈汤下。诸痔，三丸，淡矾汤下。血气制痛，三丸，牛蒡汤下。产后肠痛下血，五丸，阿胶酒下。血崩，五丸，百草霜调酒下。死胎，七丸，苎麻煎酒下。鬼胎，三丸，纸写钟馗二字，化灰，开水同下。血晕头痛，三丸，姜汤下。赤白带，三丸，丝线灰调酒下。月经不调及不受孕，五丸，艾醋汤下。小儿急慢惊风，一岁一丸，三岁三丸，金银花薄荷汤下。疳虫，一岁一丸，三岁三丸，使君子、灯心汤下。气痛，一岁一丸，三岁三丸，姜汤下。唾涎咬牙，一岁一丸，盐汤下。腮肿丹瘤，痈疽疔，三丸、五丸，温酒下。

上药引，一时不便，用开水亦可。小儿不能吞下，化开服之，此丹每有起死回生之妙。

人马平安行军散

明雄　朱砂　火硝　枯矾　乳香去油　儿茶　洋片　麝香　硼砂　没药

各等分，共为细末，点大眼角，男左女右，冰麝少加亦可。

一点绞肠痧，二点气腰痛，三点重伤风，四点虫蝎伤，五点火眼发，六点走风痛，七点急心痛，八点急头痛，九点火牙痛，十点牛马驴。

六合定中丸

苏叶二两，炒　香木瓜二两，微炒　苏藿香二两，带根　子丁香勿见火，一两　白檀香一两　香薷不见火，一两　广木香见火，一两　甘草一两，微炒

胸膈饱闷，用生姜二片，水煎服。呕吐，用滚水一盅，对姜汁少许服。霍乱，用生姜二片煎水，加炒盐五分。不服水土，煨姜三片，水煎服。绞肠痧，沙盐水煎服。泄泻，生姜、车前子煎服，热泻勿服。

沉香百消丸

去沉香名五香丸。治一切积聚，善能消积、消痞、消痰、消气、消滞、消肿、消痛、消血、消痢、消盅、消膈、消胀、消闷，料药寻常，功效甚大，

修德堂利人溥矣。

香附米醋炒　五灵脂拣去沙，各四两　黑丑　白丑各七钱　沉香三钱

上药五味，共为细末，醋糊为丸，如绿豆大，每服钱许，小儿减半，生姜送下。有火者，清茶送下。如孕妇泄泻久病者，勿服。忌人参。

华山碑记丸

出《良朋类集》①。治一切积滞，不论心痛胀闷，哪管伤酒伤食，面黄肌瘦，十般虫气，共药十九味，服后万病皆除，功难尽述。陈真人惟恐后人遗弃，固留华山碑记。

酸榴一对　陈皮　三棱　巴豆　大戟　芫花　五灵脂　甘遂　葶苈　桃仁　豆豉　大黄　皂角　乌梅　枳壳　青皮　木香　麦芽　神曲

以上各味一两，药品俱要真正，共为粗末，入高粱酒五斤，同药煎干，尽炒微烟，复研细末，醋糊为丸，如绿豆大，茶酒任下，谅强弱加减服之。重者三四十丸，轻者二三十丸，小儿有积三五七丸，效难尽述。

金疮铁扇散

治一切刀伤自刎、咽喉半断、凶殴受伤将毙者，皆可救治。凡遇此者，先令敷药，后必扇之，活人无数，原本注有官案救治，未能全载，附方于后。此方得之昌尤甘公雨施刊送。

象皮五钱，切片，用小锅焙黄色，以干为度，勿令焦　龙骨五钱，用上自者，生研　老材香一两，山陕等省无漆，民间棺殓用松香、黄蜡涂于棺

① 良朋类集：即《良朋汇集》，又名《良朋汇集经验神方》。清·孙伟撰，为验方汇编，内容包括临床各科。中风、伤气、中寒、瘟疫等132门，载方1600余首。

内，数十年后，有迁葬者，棺朽另易新棺，其朽棺内之香蜡，即谓之老材香。东南各省无老材香，即以数百年陈石灰代之，其效与老材香同　寸柏香一两，即松香中黑色者　松香一两，与寸柏香一同镕化，搅匀，倾入冷水，取出晾干　飞矾一两，将白矾入锅内熬透便是

以上六味，共为细末，贮瓷罐中，遇有刀石破伤者，用药敷伤口，以扇向伤处扇之，立愈。忌卧热处。如伤处发肿及血凝，煎黄连水，用翎毛洗涂之，肿消。

七里神效散

归尾二钱　乳香二钱五分　没药二钱五分　红花八钱　雄精八钱朱砂二钱五分　儿茶二钱五分　血竭二钱五分　冰片三分　麝香三分

上药十味，共为细末，专治刀伤，跌打损伤，及虎伤狗咬，昏迷沉重者，用酒或温水冲服三钱，轻者一二钱，外以药掩刀口伤处。如跌打未破者，只用冲服，不必敷掩；若犬伤者，只用掩口，不必冲服。约人行七里即愈，屡试屡验，真神方也。惟孕妇忌用。

观音救苦灵膏

大黄　生地　三棱　莪术　川乌各一两　羌活　白芷　黄柏大戟　巴豆去壳　皂角　麻黄　肉桂　枳实各八钱　木别　蓖麻去壳　甘遂各二两　香附　芫花　桃仁　厚朴　槟榔　杏仁　细辛　独活　防风　全蝎　玄参　穿山甲　五倍　花粉各七钱　蛇蜕　黄连各五钱　当归一两五钱　陀参四两　蜈蚣十条

以上称足，为末，用真麻油六斤浸五日，加黄丹三十六两，照后法熬膏。

治症贴用列后。

偏正头风，贴患处或卷条塞鼻。眼目赤肿，将耳上角刺出

血，贴上。胀膜倒睫，各贴患处。咽喉双单蛾，贴患处，仍将膏含化，立愈。头面虚肿，风火牙痛，贴患处。九种心胸肚腹疼痛，各贴患处，甚者，作丸吞，温水送。中风以箸撬开口，作丸，温水吞。疟疾贴脐上，甚者，作丸，热水、滚酒吞。痢疾贴胃口。红痢用枝元连壳核七枚，打碎，煎汤，吞丸。白痢用荔枝七枚，打碎，煎汤吞。赤白痢兼用。痨瘵有虫，贴夹脊、尾骨、肚脐，饮甘草汤，七日，痨虫尽死。咳嗽吐痰贴前后心，不可吞服。膨胀贴脐下丹田，服丸亦可。噎膈贴胃口，吞丸。痰火哮喘贴前后心，吞丸。大小便闭贴肚脐，吞丸。伤寒葱姜汤吞，一汗而愈，六七日不大便者，吞下即愈。女人赤白带下及经闭不通，贴丹田。难产及衣包不下，作丸，温酒吞。血块痞积贴患处。若肚健者，作丸吞，一日便泻出矣。小儿惊风，作条塞鼻，吞丸，疳症贴脐。肿毒恶疮，贴患处，吞丸。臁疮即十年不愈者，贴之，每日换洗，十日全愈。痔漏，内卷条，外贴。便血肠红，梦遗白浊，俱贴肚脐。吐血鼻血，贴两足心，俱饮甘草汤。

景岳会通膏

凡诸痈毒痞块，风气骨节疼痛，无所不治。

大黄　当归　川芎　芍药　生地　麻黄　木别仁①　细辛　白芷　防风　荆芥　苍术　羌活　骨碎补　川乌　甘草　乌药　南星　半夏　香附　萝卜子　官桂　苍耳　草乌　艾叶　皂角　枳壳　蓖麻子　三棱　莪术　红花　续断　连翘　栀子　苦参　水红花子　槐花　皂刺　干姜　全蝎　僵蚕　穿山甲　蜂房各一两　蛇蜕一大条　蜈蚣十四根　血余一团　独蒜四头　蟾一只，不用

---

① 木别仁：即木鳖子去外壳之种仁。

亦可

上五十四味，用麻油七斤，浸三日，先煎血余、蓖麻、木别、桃仁、巴豆、虾蟆、独蒜，待半枯，然后入余药，去滓，丹收后，下细药十味先研细末。

阿魏二两，切碎，入膏搅化　乳香　木香　没药制，各二两　丁香　雄黄　朱砂，血竭①　儿茶各五钱　麝香不拘，二三钱

上麝香、丁香、木香三味，宜最后下之。以上收油法：凡熬成熟油一斤，下飞净好黄丹八两。若欲微嫩，则只下七两五钱，恐嫩，再加炒丹；如老，再加熟油燉化。和匀，摊贴。治验难以尽述。

紫雪膏

治一切无名肿毒。

白及、白蔹、马钱子、商陆根、当归、蓖麻仁、独活、羌活、生大黄、赤芍各一两，男子头发一团，麻油二斤，春夏浸药三日，依法熬膏，每净油一斤，以炒黄丹八两收之。

许真君救荒丸

倘岁值大荒，饥饿者众，此方所费不多，一料可济千人。

黄豆七斗，水淘净　黑芝麻三斗，照前淘净同蒸，蒸过即晒，黎明入甑，午时晒，三蒸三晒，遇阴雨火烘干，为末，略加开水，捣为丸，如核桃大，日服二丸，可止百饥。小料十分之一，救百人之饥。

以上普济二十余方，惟冀仁人君子，修合普济，功德无量。语云：穿得衣，吃得饭，便是神仙。人身稍有疾病，虽极富贵亦撄②痛苦，况贫乏人呻吟床席耶？鉴古施药证案，求子得子，

---

① 竭：原作“蝎”，据《景岳全书·外科钤》改。
② 撄（yīng 英）：接触，触犯。

求寿得寿，应如影随。有能随便修治，乐施拯救，昼日作善，降之百祥。《易》①曰：积善之家，必有余庆。余将为诸君预卜之也。

席珍子谨识

外科方

仙方活命饮

治一切痈疽，上中下部，不论阴阳，疮毒未成者即消，已成者即溃，化脓生肌，移深居浅，散瘀消肿，乃疮痈之圣药，诚外科之首方也。

穿山甲三斤，炒黄　归尾三钱　甘草节一钱　金银花三钱　赤芍一钱　乳香五钱，去油　没药五钱，去油　花粉二钱　防风二钱　皂角刺二钱　贝母三钱　白芷二钱　陈皮二钱

上十三味，好酒煎服。轻者一二剂，重者五六剂即愈。

透脓散

此方治痈疽诸毒，内脓已成未溃破者，服之即溃破毒出，可代刀针之功。

生黄芪五钱　穿甲珠三片　金银花三钱　川芎三钱　牛蒡子二钱，炒　皂角刺二钱　贝母三钱　当归四钱　白芷二钱

大枣五枚煎服，酒引。

托里消毒散

此方治痈疽已成，内溃迟滞者，内气血不足，不能助其腐化也，宜服此药托之，甚速，溃则腐肉易脱而新肉自生矣。

沙参　桔梗　白芷　川芎　金银花　当归　白芍　甘草白术　茯苓　生黄芪　皂角刺

---

① 易：指《周易》。语见《周易·坤·文言》。

姜枣引。

神授卫生汤

此方治痈疽发背，疔疮对口，一切丹瘤恶毒诸症。服之，宁热散风，行瘀活血，消肿解毒，疏通脏腑。乃表里两实阳症，红肿疼痛，功效甚速。

防风　羌活　白芷　山甲　连翘　归尾　金银花　乳香　沉香　石决　花粉　甘草　红花　大黄

水煎。病在上部，先饮酒一杯，后服药。病在下，先药后酒数杯，以行药力。如气虚便利者，去大黄不用。

乳香黄芩定痛散

治阴阳痈疽发背，诸毒疔疮，疼痛不可忍者，乃气虚不胜毒之故也。服之，未成即消，已成即溃，不用刀砍，恶肉自脱，并治打扑损伤，筋骨疼痛之症。

当归三钱　白芍一钱　沙参三钱　川芎三钱　生黄芩五钱　熟地八钱　乳香三钱　没药三钱，二味去油　陈皮二钱　粟壳二钱　甘草一钱

姜枣引。

如意金黄散

专治痈疽发背，诸般疔肿，跌扑损伤，湿痰流毒，大头时肿，火丹风热，天泡①肌肤赤肿，妇人乳痈，小儿丹毒，凡一切诸般顽恶热症，用此敷之，神效。

生南星一两　陈皮二两　苍术二两　黄柏四两　姜黄四两　甘草二两　白芷四两　花粉一斤　厚朴二两　大黄半斤

共为末，用绢筛出，用瓷器收贮，勿泄气，凡遇红赤肿痛发热，未成脓者，及夏月时用茶清，或白蜜，或鸡蛋清，或靛

---

① 天泡：即天泡疮。

青调敷均可。欲作脓者，用分葱、白蜜同调敷。如漫肿无头，皮色不变，漫痰流毒，附骨鹤膝风，用葱酒调敷。如风热生于皮肤，亢热色亮，游走不定，白蜜调敷。如天泡火丹，赤游丹，黄疮，恶血攻注，蓝汁、靛青蜜水调敷。汤泼火烧，皮肤破烂，麻油调敷。一方，加蜈蚣一条。一方，加芙蓉叶半斤。均效。

八仙化毒丹

治一切无名痈毒，刀砍斧伤，久远臁疮，火伤恶毒，外科疮，一切有毒水出者，以及疮结硬壳，内又溃脓，久不收口，神效难述，不可轻视。

熟石膏四两　生明矾一两　枯白矾一两　青木香一两　北细辛一两　朱砂一两　老银珠一两　苏薄荷一两　冰片三钱　真麝香不拘多少

共研极细末，用瓷瓶收贮，临症撒于患处，用如意乾坤膏贴之，不日克全收工。

蟾酥丸

专治外科痈疽阴毒，不红不肿，硬尖一团，皮色不变，五种疔疮险恶之症，身发寒热，头疼昏闷，牙关紧闭，危在旦夕，用三五丸，葱白煎汤送下，立时苏醒。

真蟾酥三钱　轻粉一钱　铜绿一钱　枯矾一钱　寒水石一钱　胆矾一钱　乳香二钱　没药二钱　朱砂三钱　明雄黄三钱　蜗牛即山上扁螺蛳，负壳而行者是也，二十一个　真麝香五分　金头蜈蚣一条，去足、头、尾

以上共研为细末，称准，于五月五日午时，或天医黄道日七月七日午时，在净室中将蜗牛研烂，将蟾酥用好烧酒蒸化，各药共合捣极匀如泥，为丸，如绿豆大，每服三丸五丸，用葱白煎汤，无灰酒送下。用被盖，约人行五六里路久，病者出汗为度。甚者再用一服。如外用之法，搓条作饼，随证用之，酒

调敷患处。修合时忌妇人、鸡犬、僧道、师巫等见之。

菊花甘草汤

治疔疮之圣药也。

白菊花四两　甘草四钱

水煎服，一剂轻，二剂全效，真消疔之神方。

妇人乳痈

肿痛难忍，用六葱根，酒煎汁服用，渣敷患处，立效。

一方用川甲、核桃，煎酒服。

又方用瓜蒌子去油五钱、乳香三钱去油，酒煎服。

一方用银花、蒲公英，煎浓对酒服，渣包患处，神效。

足上臁疮

或狗咬金疮失手，日久肿烂，疮口成凹者，流黄水，起小白泡，越浸越宽，如红肿，先以敷肿散，或五积散，或金黄散，调麻油、鸡蛋清、蜂糖三合调药敷患处，先用构纸①盖疮口，每日洗净敷之，候肿退红消，口白者，用松卢膏贴之，每日洗换，即愈。五积、金黄见前，余方附后。

敷肿散

治诸红肿麻木朽烂，及金疮跌打狗咬，日久未愈者，调敷皆效。

葛根　麻黄　当归　苍术各一两　防己　紫朴　地子　黄柏白及　白蔹各八钱　广皮　乳香　白芷　安桂　木通　赤芍　红花　甘草各六钱

共为细末，以蜂糖、鸡蛋清、麻油三合调敷患处，不拘狗咬、金疮、撞伤，有伤口者，用构纸盖之，敷满数次，候肿消

---

① 构纸：即构树皮纸。

红退口白者，用松卢膏、生肌玉红膏贴之，或象皮膏亦可，但逢此，务要洗净拭干，敷之即效。

松卢膏

治失手或狗咬，多年成坑，疮口白腐，流黄水者，神效。

炉甘石四两，化过银子的银窝子二个盛之，火煅红，掷地退火，加松香一两，猪油四两，共捣成膏，摊构纸上，贴患处，如神。每日用盐茶洗净拭干，贴之，即愈。

脑后生疮及身患疮疖者

蒲公英一斤　金花十两　甘草二两

煎浓，去滓，熬膏，每日开水冲服。

耳肿痛神方

荆芥　连翘　防风　当归　川芎　白芷　白芍　柴胡　枳壳　黄芩　山栀　桔梗　甘草

水煎服。

一方，以芭蕉树油滴入即安。

耳内脓疮

柿蒂烧，存性，研细吹入。

耳内流脓

羊屎弹烧灰，一钱　枯矾　扫粉各五分

先用棉花拈净耳内，用苇筒吹入，立效。

一方，胭脂、枯矾、乾石、钉锈、海螵蛸各五分、红绫三寸煅、麝香、洋片各一分，吹法如前，神效。

耳根红肿

用石灰水半杯，桐油半杯，和匀搽之。

一方，用靛敷之。

一方，用如意金黄散敷之方见前。

蜃虫方

生于口鼻，齿落舌穿，皆治。药未配，就先用鸡蛋香油煎黄含口内，片时取出吹药，再服水药在后。

熊胆二分，焙干　麝香　洋片各一分　人中白煅　褐子毛即哔鸡羽毛，煅，三钱　千里光叶三两，用菜叶包好，火煨，捣自然汁，去渣晒干用艾蒿包裹　火炕黄三钱　红砒一钱　鲫鱼一个

破去肠肚，将信①入鱼内，再用黄泥将鱼包好，火煅，红过取出，共为细末，先用淘米水漱口，吹之，药莫下咽，一柱香久，用水漱之，再吹，再漱，数次，必愈。

内服：苦参　元参　连翘　炒栀　白芍　知母　西风　桔梗　黄连炒　川椒七粒　车前草　淡竹叶

灯心引。

初起热蜃

用苋菜梗烧灰加洋片细末吹之。

一方，用青鱼胆浸绿豆粉，阴干，细末，吹之，神效。

痒子气瘰

天葵子　夏枯草　金银花各三钱　海藻　黑昆布　生箭芪　贝母各二钱　胆南星　甘草各一钱　甲沉香　广木香各七分

如喉痛加焦柏二钱。如愈再加地瓜根可能假根。

疥疮

俗名干疮。

---

① 信：信石。红砒别名。

用大风子、水银、花椒、朝老、蛇床子、油核桃共研成饼，先用猪苦胆、苦参煎水洗浴，后搽之即愈。

漆毒肿痛

茵陈　银花各两钱　紫苏　川椒　甘草　黄柏　西风各三钱　红花　硼砂各二钱　荷叶一片　杉木一块

煎浓，候冷，洗之，四五次即退。

一方用鸡毛水洗之即愈或目肿不开，蟹黄滴入即消。

痔　疮

初起流血，此方宜效。日久者，服归脾汤加刺猬炒，五倍子醋炒各二钱，柿饼烧存性，同煎。

黑荆芥　沙参　当归　白芍　生地　槐角　酒连　甘草梢　木贼　枳壳

百草霜、苦竹笋为引。

天泡疮

用天泡草、猫抓刺捣汁擦之。

一方，用无名异、铁浆调凉水搽之。

蛇串疮

柿油搽之即好。

一方，用明雄、朱砂、大黄末搽之。

足上撞伤

红肿破皮，用桑白皮同生猪油捣，包即愈。

蜡矾丸附丈火灸法

凡诸肿毒初起，未成立消散，已成即现形。

黄蜡一两　白矾细末，五钱

将黄蜡镕化入白矾，搅匀，倾冷水中，取出作丸，银花煎水吞服。凡肿毒初起，不知何处成头，急用草纸一二层，水浸湿，贴肿处片刻，先干者是头，用大蒜切片，艾火灸之，重者二三十灸、轻者十余灸即散。惟脑上勿灸，自项以下，初起疮毒，皆可灸之。

生肌玉红膏

此膏专治痈疽发背，诸般溃烂，棒毒①等疮。用在已溃流脓时，先用甘草汤，或者用猪蹄汤淋洗，软缩成干，挑膏于掌中搽化，遍搽腐肉上，以太乙膏或会通膏盖之，每日洗换二次，内服大补脾胃暖药，其腐肉易脱，新肉即生，疮口自敛，此乃外科收敛药中之补药也。

白芷五钱　甘草一两二钱　归身二两　瓜儿血竭　扫粉各四钱
白蜡一两　紫草二钱　麻油一斤

先将白芷、甘草、当归、紫草四味入油内浸三日，大杓内慢火熬煎，微枯色，用绢滤清，将油复入杓内，煎滚下血竭化尽，次下白蜡，微火镕化，用炉大碗预顿水中，将膏倾入碗内，俟片时，稍冷，下研极细扫粉，投和搅匀，退火气，构纸摊贴，神效。

杂症方

偏正头风

天下第一方也。

白芷一两五钱　川芎一两　天麻一两　草乌五钱　甘草五钱
共为细末，每服一钱，陈茶或薄荷汤下。血虚，当归汤下。气虚，条参汤下。因风热者，石膏荆芥汤下。感寒者，紫苏汤

---

①　棒毒：用棒毒打。

下。半边痛者，南星半夏汤下。目痛，菊花苍耳汤下。

大头瘟

用吴茱萸捣烂，醋调足心即消。

内服：

荆芥　黄柏　胆草　防风　羌活　连翘　牛蒡子　蔓荆

薄荷　藁本　白芷　川芎　升麻　大黄　甘草

以上各味三钱，煎水三碗，灌之即愈。

雷头风

头内如雷震者。

山羊粪炒炭、地肤子即扫帚子，同生姜研烂，冲酒服，取汗，甚效。

眉棱骨痛

半夏　天麻　荆芥　防风　姜虫　川芎　白芷　北辛

白附

以上各二钱，煎服。

眼目赤肿

即火眼。

川芎　生地　赤芍　羌活　防风　薄荷　当归尾　白芷

蒺藜　柴胡　白菊　生大黄　夏枯草

灯心、竹叶煎水服。血热甚者，加龙胆草、石膏。白睛红防①加桑皮、蚕蜕、木贼。

风眼烂弦痒甚方

花椒七粒，细末，沾水的热猪肚上涎沫刮下，椒末入内，

---

① 防：诸本同，疑作"赤"。

调合夜擦，昼桑叶、白菊煎水洗去，数次，如神。

风眼出泪弦红

用白矾一块，磨圆光润，不时擦眼弦，能止泪，去风，神验。或用红枣十枚，桑叶十皮①，胆矾半分煎洗，更效。

雀目夜不视物

即小儿疳积眼盲，用：

草决明晒，研细末，勿过火　鸡肝生者，不落水

上将鸡肝捣烂，和决明粉三钱，研匀，饭上蒸熟，食之即愈。

耳虚鸣闭塞重听

麝香少许　全蝎七个　穿山甲三片，炒　薄荷叶五分

研末，滴水捏作锭子塞耳内，极效。

一方：巴豆一个　斑蝥三个　麝香　冰片各少许

为末，葱汁、蜂蜜和，捻如麦粒形，新绵裹置耳中，响声如雷，勿得惊骇，待二十一日，方可去锭，忌入口。

诗云：一豆三斑不去油，麝香冰片共同投，葱蜜为丸麦子大，不痛不痒不须忧，若是此方无应验，罚作人间马与牛。

耳聋效方

甘遂　甘草各五分　麝香一分

研末，入葱管内，置耳中即愈。

一方，用大蒜一瓣，中挖一孔，以巴豆一粒，去皮膜，慢火煨熟，用新绵包定，塞耳中，三次即效。

---

①　皮：方言。量词。相当于"片"。

牙齿痛

用草薢、白蒺藜、沙蒺藜、石膏各五钱，燉肉一斤，白汤服，即愈①。火牙用麦②元一枚，开一孔，入云盐填满，火煅，细末，搽之即愈③。虫牙用全蝎焙干，花椒九粒，桂花树皮一钱，共为细末，擦之即效。

痧丸方

儿茶　西砂各一两　黄京子一两二钱　沉茄子　吴萸各一两五钱　牙皂　白矾各七钱

共为细末，老米醋糊为丸，朱砂为衣。神效。

脱肛吊出

用：陈壁土四两　鸡枣即乡野牧童喜挖食之，掘取二两

煎水，用蓖麻叶，温水洗，用手入，进时，后用蓖麻子九粒，捣作饼，贴老门心④上，包半时，用帕子兜起，拴在腰间，兜一对，日先煎水，灯、车前草、石膏、生姜，当茶吃用服。

槐米　知母　桔梗　白芍　元参　陈皮　黄芩　栀子　连翘各二钱　茯神　薄荷各三钱　炙草三分

车前草、灯心引，忌煎炒闭气之物，神效。

疯犬咬伤

并嘶衣中毒。

以生黄豆入口嚼之，生香有毒，生腥无毒。

---

① 愈："愈"字原脱，据上下文义补。
② 麦：疑为"赤"。赤元，疑作"赤芫"，即芫花。《本草纲目·芫花》："牙痛难忍，诸药不效，芫花末擦之，令热痛定，以温水漱之。"
③ 愈："愈"字后原衍一"愈"字，据上下文义删。
④ 老门心：即囟门。

一方，用黑竹根、小巴茅根、红豆子树根，共捣烂煎水，铜响器盛服。凡疯犬咬已发者，皆能愈。

一方，用红豆子树皮法，外粗皮晒干，研末，淘米水对服，或燉服亦可。

一方，用马桑皮，去粗皮，细末，冲酒服。

一方，用黄瓜草此草生岩下，形同小车前草而叶柔，气味同黄瓜，开黄花，结子三角，一名冷骨风，用二十余兜，捣烂，对淘米水服，以黄豆数粒，入口嚼之，觉无腥气，再服，必愈。

一方，牛蒡子根叶多采，捣烂取汁一茶盅，和淘米水服，次日再用此药烹食雄鸡公一只，将煎药渣入鸡腹内烹食，百无一忌，仍以渣同米煮粥食亦可。

一方，用虎头骨细末对香油饮之，神效。

以上数方皆试效验，慎勿轻视。

吐血方

藕节　蒲黄炒　侧柏叶炒　茅草根多用

煎水，对童便一盅，空心服。

膀胱气痛

川楝子五枚　青盐　三棱各一钱　橘核　小茴香　木通　吴萸各二钱　莪术　马兰花　故纸各一钱　荔枝仁七个，捣

水煎浓，对酒服。

水泻不止

大白术炒，一两　车前仁五钱

煎水服之，神效。

痢疾腹痛

红白相杂，发热噤口，不拘老幼，宜一二剂，万无失，或

打末冲服亦可，效不尽述。

　　川连　黄芩　白芍　楂肉各一钱五分　枳壳　紫朴姜汁炒　槟榔　青皮各一钱　当归　甘草　地榆各八分　红花　桃仁　木香各三分

　　共煎服。如单白者去地榆、桃仁，加橘红一钱。如大便闭涩，加大黄制二钱如年幼则少加之。

疟疾奇方

　　俗名摆子。

　　广陈皮　半夏姜汁炒　白茯苓　威灵仙　茵陈　乌梅各一钱苍术　紫厚朴　柴胡各八分　青皮　槟榔各六分　炙草三分　生姜三片　井河水各一钟

　　煎之，空心服，即效。

　　又捷疟方，用硫黄黄亮者佳、胡椒、白芷，等分为末，沸米汤为丸，如梧桐子大，黄丹为衣，服时用大蒜二瓣，捣烂，冲开水对酒吞服三钱，要与疟疾早服二时，神效。

酒病神方

　　熟地　葛花　红花　砂仁　血竭　儿茶　桑寄生　牛膝丑牛　淮通　槟榔　甘草　丁香　摇竹肖　木香　小茴　天蜈蚣即刺老包根　地蜈蚣即五倍子树根　大血藤　小血藤

　　共前药，泡酒服之，忌生冷凉物。如如①成龟者，饮此药酒数次，用炮姜二片，好麝香半分，合藏炮姜内食之，急饮热酒二杯，其龟自消。

酒病大便不通

　　用甘遂火煨二钱，细末为丸，吞服，即效，勿以他药杂之。

---

①　如如：常在，不动之义。

戒酒方

用大虾七个，煎酒服，永不思酒。

戒食鸦片烟

橘红　茯苓　桂子　山楂各一两　陈胆星　罂粟壳　槟榔
乌梅去核　洋参　川贝各五钱　白蔻三钱

米糊为丸，如梧桐子大，每服二十丸。

神仙鸡鸣丸

治一十八般咳嗽。

知母炒　贝母去心　杏仁去皮尖　阿胶炒　葶苈隔纸炒　冬花
甘草　半夏　五味　陈皮去白　桔梗微炒　紫苏　天冬　人参
旋覆花　粟壳去顶隔

各味净一两。上为末，蜜丸，如弹子大，每服一丸，研枣
汤噙化，小儿一丸分四丸。

火毒攻心

汤覆火烧身肿，癫狂期衣等症。

用：箭芪　当归各一两　大黄五钱　黄芩　云苓　荆芥　防
风　甘草各二钱

煎服，神效。

矾皂丸

治一切风气、冷痰、水泻。

皂角末一两　白矾一两，生用煅枯各半

上为细末，面糊为丸，如梧桐子大，每服三十丸，姜汤送
下，茶汤亦可。

万邑（天德门）王文相（命第）文选选录

校注后记

《活人心法》一书共四卷，清·刘以仁著，清·王文选辑。书籍整理过程中所发现的两个版本，清咸丰九年己未（1859）三义公刻本与清同治三年甲子（1864）王同仁刻本卷首均有"继吕姜永镇、永萱姚大椿同校，刘以仁著"字样，则是书原著为刘以仁无疑。然书前《活人心法·自序》中有"余托诸友抄其视病之法、验症之术……复增集验诸方，内多云瞻王老师录选，及易公成富曾制备送，试验匪常，俱是活人良剂……今就二兄文相募刊，诸书得就善缘，以继先父拳拳活人之意。是为序"。落款为"时道光十有八年岁戊戌十月十五日安乡席珍子王文选敬识"。贺正笏"序"中亦有"同邑王君出一策示予曰：此吾之欲付剞劂氏者"字样，可见最终成整理出版是书者为王文选。

《中医人物词典》言："刘以仁，清医家，著《活人心法》（一名《敦伦仁寿续集》）四卷，列述四诊及证治方药等，为中医通俗入门读物。道光十八年（1838），王文选增辑部分单验方。另著《脉法条辨》《活人心法诊舌镜》六卷（1902年）。"《脉法条辨》《活人心法诊舌镜》现仅存书目，原书未见。《中国分省医籍考》中《脉法条辨》《活人心法诊舌镜》二书提要中有"清光绪年，万州（今重庆万州区）名医刘以仁"及"清代医家，生平里居欠详"描述。

王文选，名锡鑫，号亚拙山人，又称席珍子，万县（明洪武六年降万州为万县）人。性平静和蔼，有学者气度。工书法，隶篆精妙，而尤究心于医术，先从同邑觉来先生习幼科，又从三世业医者彭宗贤、赵吉华习痘科，数年间殚精竭虑，造诣颇高。素以济世活人为念，尝制丸、散以拯人之危，就而诊视者亦复不计其资。时人赞曰："谓之名医，求其无愧于名医者，王公乎!"著有《医学切要全集》《存存汇集医学易读》《药性炮制歌》《舌鉴辨证》等书，辑《活人心法》四卷。

阎寿峰辑"清代巴蜀名王锡鑫初考及《寿世医鉴》目录"一文对王文选生平作详细考证如下：

王锡鑫（1808—1889），清代医家。名文选，字锡鑫，号席珍子，亚拙山人。原籍湖北石首县人，祖父一辈举家迁万县大周里，后移居万县苎溪河畔天德门（原三马路441号），1911年商务印书馆出版的《中国医学大辞典》有介绍。慈禧太后曾赐他银牌，钦加六品衔龙章宠锡。自幼善学，尤好医学，归从父训，弃儒习医，潜心岐黄之术，好游名山大川，广行慈善，原万州桥是他独自募款自建。先从同邑觉来先习医，研修幼科，后又与同世医彭宗贤、赵吉华等再习痘科，医术益精。平时存济世之心，自利丸药，深受同邑敬重。王氏壮年即有医名，一生医著甚丰：道光年间刊行过《活人心法》（4卷）、《遂生外科》。现存世者有《医学切要》《眼科切要》《痘科切要》《外科切要》《奇方纂要》，合称《医学切要全集》。另辑刊《存存汇集》《日月眼科》《针灸便览》等，合称《存存汇集医学易读》。另所著《亚拙医鉴》又名《寿世医鉴》（3卷），光绪年间更曾3次刊行。并擅长书法、诗词、棋类。后世对他的评价颇高。四川、湖北一带的50岁以上的民间医生对王锡鑫的诊脉口诀、以药求病诀、药性六字经有的还朗朗上口。《医学切要全集》从中医理论到临床各科多有涉及。其自序云："……每当行有余力，翻阅历代名医诸书，照其脉诀、药性、汤头并各种医理依法辑成，摘其切要，或分条目对证用药，或按病证察号觅方，共成六卷。"认为其意义在于"世之医者，智愚不一，灵敏者固可博览兼收，而性鲁者安能广搜遍记？且寿世之书，不在文义，苟辨真切。俾学者始则可诵读入门快捷方式，继览诸家方书，则了如指掌矣"。对此类著作的撰写目的和方法进行了透彻说明，这在当时是很具代表性的。王氏实为晚清四川普及类中医著作的代表医家之一。还另著《方便一书》《应验良方》等。此类医著的刊行，对清末四川普及类医学著作的繁荣做出了较大贡献。

《活人心法》一书，据《中医图书联合目录》所载共 6 种版本，分别为清道光十八年戊戌（1838）刻本、清道光三义堂刻本、清咸丰九年己未（1859）三义公刻本、清同治三年甲子（1864）刻本、清刻本、刻本。

通过实地调研等方式，进行版本考证发现，《中国中医联合目录》所载收有清道光十八年戊戌刻本的山西中医研究所图书馆、上海中医学院图书馆、华西医科大学图书馆、成都中医学院图书馆四家中，山西中医研究所现已并入山西省中医药研究院，馆藏目录无《活人心法》一书；上海中医药大学图书馆收有两种版本，一是清咸丰九年己未三义公藏板，一是同治三年甲子刻本王同仁藏板；华西医科大学现并入四川大学，馆藏目录亦无《活人心法》一书；成都中医学院图书馆收藏的是清同治三年甲子刻本。故此清道光十八年戊戌刻本未见。清道光三义堂刻本资料记载仅浙江中医药研究所一家收藏，但通过调研发现其图书亦不知去向。目前所见最早版本即为清咸丰九年己未三义公藏板，分别藏于上海中医药大学图书馆、成都中医药大学图书馆、山东中医药大学图书馆、中国科学院国家科学图书馆、辽宁中医药大学图书馆。另有同治三年甲子刻本见于中国中医科学院图书馆、上海中医药大学图书馆。对比之下发现，两种版本扉页不同，咸丰本扉页为"己未年重刊、亚拙山人鉴定、活人心法、三义公藏板"，同治本扉页为"甲子年重刊、亚拙山人鉴定、活人心法、万邑王同仁藏板"，其余内容包括版式、序、目录皆完全相同，虽然咸丰本为四卷本装订，同治本为上、下两卷装订，但咸丰本一二卷内容、帧式与同治本上卷完全相同，咸丰本三四卷内容、帧式与同治本下卷完全相同。如咸丰本第三卷开篇作"敦伦仁寿续集、活人心法下"，同治本下卷开篇亦复如是。通过正文内容校对发现，同治本与咸丰本略有不同，咸丰本的某些错字在同治本中得以改正。故此本次校勘，以清同治三年甲子刻本为底本，以清咸丰九年己未三义公刻本为对校本，采用《活人心法》所引书籍如《黄帝内经》《伤寒论》《伤寒舌鉴》等通行本他校。

在校勘过程中，对《活人心法》一书进行深入研究，发现其具有以下重大价值：

1. 舌诊方面价值

《活人心法》卷中《伤寒舌鉴》共载有149种舌证，其中白色舌32证、黄色舌25证、黑色舌24证、灰色舌17证、红色舌28证、紫色舌12证、霉酱色舌3证、蓝色舌2证、妊娠伤寒舌6证，每证之下均绘有图形，示其舌形、舌质、舌色、舌苔的情况，另有文字说明此舌之病因病机、治法方药。尤为珍贵的是，每舌均附有一方或几方，以对码方式，与卷三《伤寒诸方》一一对应，非常便于临床验舌寻方，大大增强了本书的临床实用价值。

与张登所著《伤寒舌鉴》相比较，从舌证分类来看，张氏《伤寒舌鉴》与《活人心法·伤寒舌鉴》舌证分类相同，均为白苔舌、黄苔舌、黑苔舌、灰色舌、红色舌、紫色舌、霉酱色苔舌、蓝色苔舌、妊娠伤寒舌 9 类。将二书内容相对照发现，大部分内容十分相似，可见《活人心法·伤寒舌鉴》较多借鉴摘引了张氏《伤寒舌鉴》内容。然而与四库本张氏《伤寒舌鉴》相对照发现，许多内容，在《活人心法·伤寒舌鉴》中有所不同，如：白色舌总论中，张氏《伤寒舌鉴》为"白苔亦有死证"，《活人心法·伤寒舌鉴》则为"白舌亦有死证"。此外，张氏《伤寒舌鉴》序中曰："尝读仲景书，止言舌白、苔滑，并无黄、黑、刺、裂，至《金镜录》始集三十六图。逮后观舌心法，广至一百三十有七……由是取观舌心法，正其错误，削其繁芜，汰其无预于伤寒者，而参入家大人治案所纪，及己所亲历，共得一百二十图，命曰《伤寒舌鉴》。"《活人心法·伤寒舌鉴》所载 149 种舌证，作者自述得自《张氏医通》120 舌，《薛氏医案》36 舌，梁邑段正谊所密《瘟疫十三舌》。可见，无论从数量上，还是在博采群书方面，《活人心法·伤寒舌鉴》价值要远远高于张氏《伤寒舌鉴》；而在选方对治上，张氏《伤寒舌鉴》仅有方名可参，《活人心法·伤寒舌鉴》则有方剂的药物组成、功效主治、制法、用法等内容，亦是弥补了张氏《伤寒舌鉴》之不足。

2. 脉学方面价值

《活人心法》对脉学文献采集甚广，其中多为歌诀，如四脉总诀、诸脉主病捷要歌、佛点头脉诀、新刊百句脉诀、女老少肥瘦切脉法、五运六气所属、十二经络所属分部歌、妇科调经脉诀均为七言歌诀，朗朗上口，内容翔实，十分适合中医入门学者记诵。

3. 对《伤寒论》研究

《活人心法》中载有王文选自撰的《六经病状歌》："太阳病，身发热，项强降，去声头痛无休歇，目痛鼻干不得眠，背寒腰痛疼骨节。阳明病，痛额前，口渴发热不恶寒，眼眶作痛睡不思，鼻塞自汗发狂言。少阳病，头傍痛，寒热胁疼两耳聋，口苦舌干不思食，口中欲呕胀满胸。太阴病，腹自满，手足自温咽喉干，胸中欲吐饮食减，腹疼自利身不安。少阴病，身恶寒，心烦身重口舌干，神气衰减小便短，引衣蹉卧话懒言。厥阴病，有阴阳，阴厥阳厥细推详，阴厥真寒爪甲青，四肢厥冷腹中疼，不时下利吐酸水，元虚不渴腹胀膨。阳厥目张不得眠，舌卷囊缩声音喧，口臭身轻冷乍热，误服热药丧黄泉。"

此歌诀全面归纳总结了伤寒六经临床症状，且合辙压韵，成为后世研究《伤寒论》医家记诵伤寒六经病症提纲最常用的歌诀之一。

4. 文献学价值

《活人心法》一书，其内容多为抄录当时视病之法、验症之术、集验诸方，集录而成，所以本书收载了较多书籍内容，如《黄帝内经》《伤寒论》《伤寒舌鉴》《张氏医通》《太平惠民和剂局方》《景岳全书》《证治准绳》《古今医统大全》《活幼新书》《医学入门》《寿世保元》《古今医鉴》《金镜录》《医宗说约》《珍珠囊药性赋》等，在文献学上具有一定价值。

本次校注整理，对《活人心法》一书进行了深入研究、全面整理。首先在版本选择方面，以《中国中医联合目录》为线索，对国内各大图书馆进行调查，最终发现《活人心法》现存版本两种，一为清同治三年甲子刻本，一为清咸丰九年己未三义公刻本。在对所有能得到的版本进行对校后发现，清同治三年甲子刻本在流传过程中有删改出现。如：

上海中医药大学馆藏的清同治三年甲子刻本，上卷 1A 页第 1 列第 4 字为"而"，而来自网络所购买的清同治三年甲子刻本，此字为"一"。清咸丰九年己未三义公刻本此字同样为"一"。

上海中医药大学馆藏的清同治三年甲子刻本上卷 30B 第 2 列第 1 字为"脉"，网络所购清同治三年甲子刻本，此字为"平"。清咸丰九年己未三义公刻本此字为"脉"。

上海中医药大学馆藏的清同治三年甲子刻本上卷 30B 第 3 列第 1 字为"桂"，网络所购清同治三年甲子刻本，此字为"寒"。清咸丰九年己未三义公刻本此字为"桂"。

由此可见，网购的清同治三年甲子刻本有可能在原版的基础上有所删改，至于其改动于清咸丰九年己未三义公刻本之前还是之后，则无从可考。

此次校注的一个难点在于，《活人心法》一书，多为作者摘抄时行的一些医学书籍编纂而成，而所引文献多不注明出处。找到所引文献的原始出处进行他校，则成为工作的重中之重。在工作中，只能利用电子计算机技术，将《活人心法》中的一些关键性字段，在现有的数百种中医古籍中进行字段搜索，选取段落吻合率为 100% 的古籍作为他校本。工作中发现，本书直接引用了大量的《伤寒舌鉴》《张氏医通》《太平惠民和剂局方》《景岳全书》《证治准绳》《古今医统大全》《活幼新书》《医学入门》《寿世保元》《古今医鉴》《金镜录》《医宗说约》《珍珠囊药性赋》等书中的文献，对保存古代文献起到了十分积极的作用。

本次校注的另一个难点在于，由于本书所著为平民活命之用，故文字使用多有简讹，语言多出乡野，需进行大量的查询工作。如文中有"老门心""指甲花"等多不为医学常见名词出现。而文字使用亦是较为随便，如以"刻"为"克"，"面""而"不分，"湿""温"混杂，"口""日"错用等多处出现。这些较为明显的错误，多可径改，但一些不能十分确定之处，却多出注说明，如文中"麦元"一词，查询起来漫无目的，虽最终作"赤芫"之疑，但亦不敢径改，只出注说明。

总书目

I

卫生编

袖珍方

仁术便览

古方汇精

圣济总录

众妙仙方

李氏医鉴

医方丛话

医方约说

医方便览

乾坤生意

悬袖便方

救急易方

程氏释方

集古良方

摄生总论

辨症良方

活人心法（朱权）

卫生家宝方

寿世简便集

医方大成论

医方考绳愆

鸡峰普济方

饲鹤亭集方

临症经验方

思济堂方书

济世碎金方

揣摩有得集

亟斋急应奇方

乾坤生意秘韫

简易普济良方

内外验方秘传

名方类证医书大全

新编南北经验医方大成

临证综合

医级

医悟

丹台玉案

玉机辨症

古今医诗

本草权度

弄丸心法

医林绳墨

医学碎金

医学粹精

医宗备要

医宗宝镜

医宗撮精

医经小学

医垒元戎

医家四要

证治要义

松厓医径

扁鹊心书

素仙简要

慎斋遗书

折肱漫录

丹溪心法附余

IV

Ⅴ